DIEDA SUNSHANG
YANFANG JICHENG

跌打损伤

——验方集成——

主　编　窦志芳

副主编　任锡禄

编写人员（按姓氏笔画排序）

史阳博　任锡禄　孙羽中

窦志芳　潘伟娟

U0295810

山西出版传媒集团

山西科学技术出版社

图书在版编目（CIP）数据

跌打损伤验方集成/窦志芳主编. —太原：山西
科学技术出版社，2018.10
ISBN 978 - 7 - 5377 - 5799 - 7

Ⅰ. ①跌… Ⅱ. ①窦… Ⅲ. ①中医伤科学 - 验方 - 汇编 Ⅳ. ①R289. 5

中国版本图书馆 CIP 数据核字（2018）第 187353 号

跌打损伤验方集成

出　版　人：赵建伟
主　　　编：窦志芳
责 任 编 辑：宋　伟
封 面 设 计：岳晓甜

出 版 发 行：山西出版传媒集团·山西科学技术出版社
　　　　　　　地址：太原市建设南路 21 号　邮编：030012
编辑部电话：0351 - 4922078
发 行 电 话：0351 - 4922121
经　　　销：各地新华书店
印　　　刷：山西新华印业有限公司
邮　　　箱：shanxikeji@qq. com
网　　　址：www. sxkxjscbs. com
微　　　信：sxkjcbs

开　　　本：880mm×1230mm　　1/32　　印张：8.75
字　　　数：198 千字
版　　　次：2018 年 10 月第 1 版　　2018 年 10 月太原第 1 次印刷

书　　　号：ISBN 978 - 7 - 5377 - 5799 - 7
定　　　价：30.00 元

前　言

在日常生活中，跌打损伤对于有些人似乎是家常便饭，主要是因跌、打、碰、磕等原因所致的软组织损伤，以肿胀、疼痛为主要表现。

中医治疗跌打损伤有着几千年的历史，古称"跌打损伤"为诸伤之总论，多因外力作用，或自身姿势不正确的情况下用力过猛而造成的。中医把凡因外力作用于人体而引起的筋骨伤损、瘀血肿痛、气血不和、经络不通导致脏器受损等，统称为跌打损伤。

中医对治疗跌打损伤的探索历史悠久，内容丰富。在原始社会，人们在劳动和生活中与野兽搏斗，与气候抗争，不可避免地会出现各种创伤，从而产生了用植物包扎伤口、拔去体内异物、压迫伤口止血等最初的外科治疗方法。以后发展到用砭石、石针刺开脓疱排脓治疗脓肿。殷商时期出土的甲骨文已有外科病名的记载，如"疾自、疾耳、疾齿、疾舌、疾足、疾止、疥、疕"等。《周礼·天官》中所载"疡医"即指外科医生，主治肿疡、溃疡、金创和折疡。明清时期，中医外科学进入自身发展的黄金时期。此时，外科专著大量涌现，名医辈出，学术思想活跃，出现了不同的学术流派，最有代表性的外科三大主要学术流派为：以陈实功的《外科正宗》为代表的正宗派，以王维德的《外科全生集》为代表的全生派，以及以高秉钧的《疡科心得集》为代表的心得派。

经受直接外伤，或者间接外伤以及长期劳损的组织，出现了微循环障碍。由于毛细血管壁渗液或者出血，造成了组织的血液沉积物的形成，而发生了无菌性炎症，致使组织肿胀疼痛。如果不能促使血液沉积物的吸收，就会产生粘连。肌肉、肌腱的粘连会发生缺血性挛缩，关节内外的粘连，就引起了关节的强直。因此增强病人的胃气，提高气化功能，是治疗跌打损伤的关键所在。对于跌打损伤的病理机制以气滞血瘀、经络阻滞、脏腑功能紊乱为主，故中医治疗常以通调全身及局部气血为原则，采用内服、外敷相结合的方法，具体说来选用酒作溶剂，浸泡多种活血化瘀、通经活络、理气止痛等药物后，用药酒进行治疗，借助酒力以更好地发挥药物的效力。同时配合针灸、拔罐及食疗方进行综合调治。

　　本书编写的初衷即是搜集整理中医传承过程中积累的用于治疗跌打损伤类疾病的验方，按疾病名称分类整理，以供医生及患者临证检索选用。全书分为骨关节及软组织损伤和日常损伤两部分进行论述。骨关节及软组织损伤列举了临床常见27种损伤，日常损伤列举了日常生活中常见的6种损伤，希望本书能给临床工作带来一定便捷。

目 录

目
录

一

骨关节及软组织损伤

（一）头部损伤

【概述】

头部损伤多由锐器或钝器致伤，发病率仅次于四肢损伤，严重者多有后遗症，死亡率也较高，可发生于头皮无损伤或颅骨完整的患者。按伤势轻重可分为脑震荡和脑损伤。

脑震荡亦称"脑气震动""脑海震动"，是指头部受到暴力伤害，大脑功能发生一过性功能障碍而产生的临床症候群。

脑损伤亦称"脑髓损伤"，是头部内伤的重症，包括脑挫裂伤、颅内血肿、脑干损伤等。

【发病原因】

多由外伤引起。头部一旦受到暴力作用，如直接受到钝器的打击（拳击、棒击等）或头部碰撞到墙壁、地板等处致伤，则易发为脑震荡。

多因直接暴力，如拳头、石块、木棒等打击，或头部碰撞到坚硬物体上，或子弹、骨折片贯穿所致；间接暴力，如高处坠下，或行驶中的车辆突然急刹车，而导致脑组织受损。

【诊断方法】

脑震荡有明确外伤史及一过性意识丧失、逆行性遗忘等临床症状，清醒后可有头痛、头晕、目眩、耳鸣等症状，挪动头部或坐起时症状加重；神经系统检查无阳性体征，体温、呼吸、脉搏和血压在意识障碍期间可出现变化，清醒后恢复正常，脑脊液、颅骨摄片检查结果均正常。

脑损伤有外伤史，伤后有较长时间的昏迷，存在神经系统阳性体征，根据头颅 CT 表现可明确诊断。脑挫裂伤可见颅内压增高、单瘫、偏瘫、抽搐、感觉障碍、失语症、脑膜刺激征，脑脊液可见血性。颅内血肿可见颅内压增高、脑疝、意识障碍、运动体征改变、瞳孔变化。脑干损伤可见昏迷、去大脑强直、锥体束征，此外还可出现高热、肺水肿、消化道出血、眼球和瞳孔的改变。

【治疗手段】

1. 推拿治疗

治法：根据患者肌张力高低不同采用不同的推拿手法，如按、滚、点、捏、揉、拿、摇等方式由近心端向远心端在各生理活动度范围内依次推拿。推拿间隙期保持患者卧床的正确体位。每次治疗 30 分钟，每日 1 次。

主治：脑干出血。

2. 针刺治疗

1）治法一

取穴：攒竹、阳白、上星、太阳、头维、率谷、百会。

治法：每穴用三棱针刺一下，挤出如高粱米粒大小血液三滴，然后再用毫针刺入风池、列缺，留针 20 分钟。此法刺后，再向患者头部痛处，取"阿是穴"针之。每隔 1 日治疗 1 次。

主治：头部外伤，瘀血内积。

2）治法二

取穴：主穴取十二井穴、水沟、太冲、丰隆、劳宫、涌泉，配穴取百会、内关、三阴交、足三里、合谷。

治法：毫针常规刺，每次选主穴 3~4 个，配穴 3~4 个，交替使用，留针 30 分钟，每 10 分钟行针 1 次，每日 1 次。或点刺放血。

主治：脑干出血。

3）治法三

取穴：主穴取百会、水沟、涌泉、劳宫、风池，配穴取印堂、内关、三阴交、十宣、关元、气海、太冲。

治法：毫针常规刺，以提插、捻转泻法强刺激为主。

主治：脑损伤致昏迷者。

3. 偏方验方（外用）

五加皮汤

组成：当归（酒洗）、没药、五加皮、皮硝、青皮、川椒、香附子各9克，丁香3克，麝香0.3克，老葱3根，地骨皮3克，丹皮6克。

用法：水煎，熏洗患处。

主治：两颊跌打损伤破皮，二目及面浮虚肿。

4. 偏方验方（内服）

1）醒脑安神汤

组成：龙骨20克、牡蛎20克、酒军6克、远志15克、石菖蒲15克、麝香6克、杭菊15克、丹参15克、藁本10克、蔓荆子10克、天麻10克、钩藤15克。

用法：水煎服，1日1剂，1日3~5次，麝香兑服，酒军后下。

主治：头、颈、胸部损伤，嗜睡或烦躁不安者。

2）颅内消瘀汤

组成：丹参15克，赤芍、桃仁、红花、乳香、没药、三棱、莪术、香附、地鳖虫各9克，川芎、血竭、麝香各6克。

用法：水煎，每日1剂，日服2次。

主治：颅脑内伤，亦可用于各部损伤。

3）安髓散

组成：川芎、香附、白附子、甘草、白芷、牡蛎各30克。

用法：研为细末。每次6克，清茶调服。

主治：脑外伤。

4）万应丹

组成：茯苓（蒸用）、白芍（麸炒）各4.5千克，地黄3千克，陈皮5千克，人参1.5千克，三七1.5千克，辰砂、珍珠母各2千克，制乳香、制没药各750克，红降香、白降香、兔儿酸各620克，犀角（用水牛角代）500克，炼琥珀1千克，龙齿2.5千克，胆南星1.25千克，佛手花600克。

用法：研成极细末。每次1克，伤重者加倍，儿童减半，冷开水送服。

主治：跌打损伤，头部震荡，头晕，胸肋疼痛。

5）防风归芎汤

组成：川芎10克，当归10克，防风10克，荆芥12克，羌活10克，白芷10克，细辛3克，蔓荆子10克，丹参6克，乳香6克，没药6克，桃仁6克，苏木10克，泽兰叶10克。

用法：水煎。每日1剂，日服2次。

主治：头部跌打损伤，青紫肿痛，头痛欲裂者。

6）川芎汤

组成：川芎8克，白芷5克，防风5克，当归10克，赤芍10克，生地10克，羌活3克，陈皮5克，蔓荆子10克，天花粉15克，五加皮10克。

用法：加生姜3片，水煎。每日1剂，日服2次。

主治：头面伤。

7）芎芷汤

组成：川芎6克，白芷6克，细辛2.1克，生石膏12克，

6

甘草 3 克，白菊花 9 克。

用法：水煎。每日 1 剂，日服 2 次。

主治：头部挫伤，肿痛伴有头晕者。

8）和气饮

组成：干姜 0.3 克，干葛 1.5 克，升麻 1.5 克，苍术 1.5 克，桔梗 1.5 克，川军 0.6 克，枳壳 0.3 克，芍药 1.2 克，陈皮 2.1 克，甘草 2.1 克，半夏 0.9 克，白芷 0.9 克，茯苓 0.9 克，当归 0.9 克，生姜 3 片。

用法：水煎。每日 1 剂，日服 2 次。

主治：闪挫，或久坐，或失枕以致项痛。

9）大黄当归散

组成：大黄（酒蒸）、黄芩（酒炒）各 30 克，红花 6 克，苏木、当归、栀子（酒炒）、木贼草各 15 克，菊花 9 克。

用法：上药研为粗末。每次 12 克，水煎去滓，食后服。

主治：头部或眼部受伤，目睛瘀血，视物模糊，头痛，尿赤，便秘。

10）通窍活血汤

组成：赤芍 3 克，川芎 3 克，桃仁（研泥）9 克，红花 9 克，老葱 3 克（切碎），红枣 7 个（去核），麝香 0.15 克。

用法：加黄酒 250 克，水煎。每日 1 剂，日服 2 次。

主治：损伤后瘀阻头面的头痛昏晕。

11）柴胡细辛汤

组成：柴胡 5 克，细辛 2 克，薄荷 6 克，归尾 10 克，地鳖虫 10 克，丹参 10 克，制半夏 10 克，川芎 5 克，泽兰叶 10 克，黄连 3 克。

用法：水煎服。每日 1 剂。

主治：脑震荡，头晕呕吐等。

12）吴茱萸汤

组成：党参、生姜各12克，吴茱萸10克，大枣4枚。

用法：水煎。每日1剂，日服2次。

主治：头部损伤脑震荡后头晕、头痛等症。

▶ （二）鼻部损伤 ◀

【概述】

鼻部损伤是指鼻部遭受外力作用而致的损伤。由于外力作用及受力方式不同，损伤的程度也不同，常见的有鼻伤瘀肿、皮肉破损、鼻骨骨折、鼻伤衄血等。若伤势较重，可危及生命。

【发病原因】

鼻高耸于面中，易受外伤，如拳击、棍棒击打、车辆碰撞或跌仆、从高处坠落、头部鼻额面着地，或金枪利器伤鼻均可致鼻外伤。

如由于钝器所伤，则容易导致恶血留内；如由于锐器损伤，则可使皮肉破损；直接暴力损伤，可导致鼻骨骨折畸形；损及血脉，则见鼻衄血。

【诊断方法】

多有鼻外伤史。鼻及周围面部肿胀疼痛，鼻中衄血，鼻塞及呼吸、发音、咬合失常。检查可见：外鼻挫伤，鼻部多青紫肿胀或衄血，可伴有鼻骨骨折；鼻部受锐器所伤，多有皮肉裂开，伤缘整齐或不整，或见部分断离；鼻骨骨折，鼻梁塌陷、歪斜；同时多见鼻中隔偏歪及鼻中隔血肿。通过鼻骨正侧位 X 线拍片可确诊。

【治疗手段】

1. 推拿治疗

治法：鼻骨骨折整复术方法，令患者端坐。一助手把握其头，不使其摇动。医生用镊子一把，在尖端缠消毒棉球如花生豆大，然后将棉花沾凡士林油或洁净的水，将镊子头插入患者鼻孔。一手轻轻按住凹陷的鼻孔，一手用镊子徐徐往上提其凹陷之骨，当其时必有骨活动声，凹陷之骨则随声而起。

主治：新鲜鼻骨骨折。

2. 偏方验方（外用）

1）辽阳市中医验方秘方

组成：去皮大蒜适量。

用法：取大蒜，去皮，打烂如泥，贴脚心。左鼻孔出血贴左脚心，右鼻孔出血贴右脚心，双鼻孔出血贴双脚心。血止后用温水濯足。

主治：鼻出血。

2）山西省中医验方秘方

组成：人中白适量。

用法：将人中白烧出烟，令患者用鼻闻之。

主治：衄血。

3. 偏方验方（内服）

1）山西省中医验方秘方

组成：生地15克，侧柏叶15克，白茅根15克，川芎、枯芩、栀子、蒲黄、阿胶、白芍、丹皮、生草各2.5克。

用法：水煎服。

主治：鼻衄。

2）山西省中医验方秘方

组成：生地 20 克，玄参 20 克，连翘 25 克，薄荷 15 克，桑白皮、白茅根 15 克，黄芩 20 克，栀子 10 克，桔梗 15 克。

用法：水煎服。

主治：鼻血不止。

3）山西省中医验方秘方

组成：辛夷 20 克，炙桑白皮 25 克。

用法：水煎温服。

主治：鼻渊。

▶ （三）眼部损伤 ◀

【概述】

眼部损伤多见眶骨骨折，其临床表现因人而异，主要有疼痛，睁眼困难，视力下降甚至失明，眼睑皮肤水肿、瘀血、下垂或裂伤等，另有眶内压高、眶内出血、眼球突出。筛骨骨折时发生眼睑皮下气肿，触诊时有捻发感，眶尖视神经管处骨折者可发生眼睑皮下瘀血、球结膜下出血、眼球运动障碍、瞳孔开大、对光反射消失、视力丧失，眼外肌或其支配神经损伤者可出现眼肌麻痹，眼及面部畸形。骨折如发生在眶尖部，且出现压迫或切断视神经的情况则视力下降，甚至失明。

【发病原因】

眼部损伤多由锐器或拳击伤、车祸、摔伤等严重的眼部挫伤造成，单独的眶骨骨折比较少见，常伴有邻近部位的颅骨、鼻窦的骨折，甚至颅底骨折。

【诊断方法】

多有外伤史；眶内压高，眶内出血，眼眶突出；压迫眶缘时有压痛点；眼眶皮下气肿，触诊时有捻发感；眼及面部畸形；X线或CT摄片显示眼眶骨折。

【治疗手段】

1. 偏方验方（外用）
1）民间偏方

组成：三七适量。

用法：磨水，滴入眼内，每半小时1次。

主治：火爆伤眼。

2）眼伤青肿方

组成：生半夏10克，研细末。

用法：温水调药末，敷患处，每日2次。

主治：眼伤青肿。

3）家庭秘方验方

组成：三七叶，适量。

用法：急取三七叶或三七捣碎绞汁，用其汁滴眼。

主治：火爆伤眼。

4）家庭秘方验方

组成：葵花、香油，适量。

用法：取新鲜葵花适量，泡入香油（即芝麻油）内，过一段时间，可用其汁液滴眼。

主治：火爆伤眼。

5）家庭秘方验方

组成：南瓜瓤，鲜地黄，适量。

用法：取南瓜瓤捣烂厚敷伤眼，外用洁布包扎勿动，干则再换，取鲜地黄捣烂外敷亦可。

主治：眼睛损伤。

6）家庭秘方验方

组成：猪肉1片，当归末、赤石脂末各适量。

用法：取新鲜猪肉1片，将另2味药平摊于肉片上，然后贴于伤眼处。

主治：眼睛损伤。

4. 偏方验方（内服）

1）大黄当归散

组成：大黄（酒蒸）、黄芩（酒炒）各30克，红花6克，苏木、当归、栀子（酒炒）、木贼草各15克，菊花9克。

用法：上药共研为粗末。每次12克，水煎去滓，食后服。

主治：头部或眼部受伤，目睛瘀血，视物模糊，头痛，尿赤，便秘。

2）蔓荆汤

组成：白芷、生地、蔓荆子、红花、当归、川芎、白术，各15克。

用法：水、酒各250毫升，煎服。

主治：眼目损伤。

3）龙胆双花汤

组成：龙胆草9克，金银花12克，野菊花9克，赤芍15克，生地黄12克，夜明砂10克，仙鹤草30克，牡丹皮1克，侧柏叶18克。

用法：水煎服，温服。每日1剂，分3次服。

主治：眼部损伤，眼球充血。

4）除风益损汤

组成：当归、川芎、熟地、白芍各10克，藁本、前胡、防风各6克。

用法：水煎。每日1剂，日服2次。

主治：眼目外伤，眼球突出或血虚生翳膜等症。

5）明目地黄汤

组成：生地10克，泽泻10克，茯苓10克，山药12克，山茱萸10克，牡丹皮6克，枸杞10克，杭白菊10克，当归10克，石决明10克，白蒺藜10克。

用法：水煎服，每日1剂，日服2次。

主治：目伤睛暗。

6）还睛汤

组成：人参10克，云苓10克，枸杞10克，肉苁蓉10克，天冬10克，麦冬10克，生地10克，熟地10克。

用法：水煎服，每日1剂，日服2次。

主治：目伤睛暗。

7）山西省秘方验方

组成：菊花12克，黄连6克，竹叶6克，防风6克，薄荷6克。

用法：水煎服，连服二三剂。

主治：暴发眼疾。

8）眼伤早期方

组成：菊花、黄芩、栀子、藕节、旱莲草各15克，荆芥炭12克，当归、川芎各9克，牡丹皮6克。

用法：水煎服，每日1剂，分早、晚2次服。

主治：挫伤性眼伤病发3天内。

9）眼伤瘀血期方

组成：桃仁、红花、当归、川芎、赤芍各9克，丹参12克，黄芪、三棱、莪术、炙甘草各6克。

用法：水煎服，每日1剂，分早、晚2次服。

主治：挫伤性眼伤瘀血期，即出血停止后4~6天。

10）眼伤瘀滞方

组成：桃仁12克，红花、当归、生地黄、牛膝、海藻各9克，赤芍、枳壳、三棱、莪术、郁金、昆布各6克，川芎、桔梗各4.5克，柴胡、甘草各3克，生三七1克。

用法：研末，冲服。每日1剂，分早、晚2次服。

主治：挫伤性眼伤瘀滞难消，多用于出血停止后7~

12 天。

11）眼伤后期方

组成：桃仁 12 克，红花、当归、生地黄、牛膝、海藻各 9 克，赤芍、枳壳、三棱、莪术、郁金、昆布各 6 克，川芎、桔梗各 4.5 克，柴胡、甘草各 3 克，生三七 1 克，黄芪 12 克，党参 15 克。

用法：水煎服，每日 1 剂。另用石斛夜光丸 30 丸，每日 2 次，温酒或温盐水送服，知柏地黄丸 9 克，每日 2 次，温开水送服。

主治：挫伤性眼伤后期。

▶ （四）耳部损伤 ◀

【概述】

耳部损伤多伤及中耳或内耳，由于外力的大小、方向、方式不同，耳部受伤的部位、轻重程度均有不同。常见有耳郭瘀肿、耳郭破损、鼓膜破裂、耳窍深部损伤等。主要症状包括耳部剧痛，一侧或双侧听力下降；头痛、眩晕、不能保持平衡；最严重的耳部损伤有鼓膜穿破，倘若耳内流出血液或浅黄色液体，则可能是颅骨骨折的症状，会造成听力下降、眩晕、耳鸣等。

【发病原因】

耳郭为头部的显露部分，当人体遭受头部受伤、强烈噪声、爆炸或挖耳（如取出异物）时易造成耳部损伤，颅骨骨折时亦能导致耳部损伤。耳郭瘀肿多因钝物撞击后耳郭皮下或软骨膜下出血，血液瘀积，致耳郭红紫肿胀；耳郭破损多因利器损伤或拳击、跌仆等致耳郭撕裂破损；外耳道异物或取异物时的外伤，挖耳、冲洗外耳道时；爆震、爆炸、掌击耳部用力过猛可引起骨膜破裂；暴力撞击头部或由高处坠下会导致耳窍深部损伤。

【诊断方法】

一般情况下，会出现耳郭胀痛或整个耳部疼痛剧烈，局部出血较多，或突然发生耳痛、耳聋、耳鸣、眩晕，甚至引起耳窍出血、渗液，或恶心呕吐、面瘫等。见耳郭瘀血斑块或紫红肿胀隆起呈半圆形，按之柔软者为耳郭瘀肿；耳郭破损轻者为一裂口，重者常常有组织缺损，甚至耳郭部分撕裂或全部撕裂；外耳道内见血迹或少量血痂，骨膜穿孔呈裂孔状或见外耳道流血、渗液时为鼓膜破裂；耳窍深部损伤时听力检查呈感音性耳聋或混合性耳聋，X线片检查结果有助于诊断。

【治疗手段】

1. 针刺治疗

1）治法一

取穴：颈周经穴，夹脊穴，耳门、听宫、听会、血海、足三里、三阴交、太冲。

治法：毫针常规刺。

主治：耳闭症。

2）治法二

取穴：听宫、风池、风府、后溪、金门。肝胆火盛加太冲、足临泣；痰火上扰加丰隆、曲池；肝肾不足加太溪、足三里；脾胃虚弱加足三里、阴陵泉。

治法：毫针常规刺，每日 1 次，治疗 10 日为 1 疗程，相邻两疗程间休息 2 天。

主治：耳鸣。

2. 灸法治疗

治法：取听宫、听会、耳门穴常规针刺，然后用艾条悬灸涌泉穴，先行回旋灸 1 分钟，继以雀啄灸 1 分钟，循经往返灸 1 分钟，再施以温和灸。每次施灸不少于 30 分钟，每日 1 次，7 次为 1 疗程，相邻两疗程间休息 1 天，连续治疗 3 个疗程。

主治：耳鸣。

3. 耳穴治疗

1）治法一

治法：取耳穴肾上腺、内分泌、交感、肾、肝、内耳、外耳。用揿针埋针治疗。

主治：耳鸣。

2）治法二

治法：取耳穴皮质下、内分泌、肝、肾、外耳、内耳。用王不留行籽进行压耳豆治疗。

主治：耳鸣。

3）治法三

治法：取耳穴肾上腺、内分泌、交感、肾、肝、内耳、外耳、胰、胆、缘中、肺。用王不留行籽进行压耳豆治疗。

主治：中耳炎，耳鸣。

4. 偏方验方（外用）

1）耳内流脓方

组成：虎耳草（花卉名：金丝荷叶）适量。

用法：摘取鲜叶，洗净泥土。用时取 1～2 片，轻轻揉搓，勿失叶液，即塞入患耳，每日 4 次，持续治疗四五日。用药期间忌食辛辣及刺激性食物。

主治：耳内肿痛流脓症。

2）中耳消炎散

组成：冰片、僵蚕、枯矾各等量。

用法：取上药各等量，研成细末备用。先用双氧水清洗中耳分泌物，然后取药粉少许吹入耳内，每日 1 次。

主治：中耳炎。

3）辽阳市秘方验方

组成：人指甲灰适量，梅片适量。

用法：人指甲燃成灰加入适量梅片吹入耳内。每日 1～2 次，每次吹药前先用干棉花擦干耳内脓液，再吹入药粉。

主治：耳内流脓。

4）山西省秘方验方

组成：菖蒲 10 克，巴豆 60 粒（去皮），红枣 60 个（去皮、核）。

用法：上药研细为泥，做成小丸，用棉花包住塞耳内，隔 1 日半换 1 次，勿口服。

主治：耳聋耳鸣。

5）山西省秘方验方

组成：桑螵蛸，叫蝈蝈 1 个，冰片少许。

用法：上药炙干，研末，加冰片少许，吹入耳内。

主治：耳疳病。

6）山西省秘方验方

组成：全蝎 3 个，枯矾 1.5 克，冰片 0.5 克。

用法：共研为细末，撒耳中。

主治：耳疳病。

7）山西省秘方验方

组成：五倍子。

用法：炒黄，研末，撒患处。

主治：旋耳疮。

5. 偏方验方（内服）

耳鸣方

组成：熟地 20 克，龟甲 15 克，磁石 20 克，羚羊角 0.5 克，山茱萸肉 5 克，白芍 10 克，牛膝 15 克。

用法：水煎服，每日 1 剂，煎服 2～3 次，羚羊角研为粉，冲服。

主治：耳鸣。

（五）口唇损伤

【概述】

口唇损伤多指唇部、口腔内部出现破裂、瘀血、肿痛等现象，可表现为唇裂、牙龈肿痛出血、舌断裂、口腔溃疡等。

【发病原因】

多由跌仆损伤或自身火气旺盛等原因造成损伤。

【诊断方法】

口唇破裂、牙龈出血肿痛、口腔内出现白色片状溃疡、舌体断裂或肿胀出血。

【治疗手段】

1. 偏方验方（外用）

1）消肿散

组成：肉桂、焦山栀各3份，川军、制附子各2份。

用法：共研为细末，用油或鸡蛋清调成糊状。然后外敷患处，包扎固定。

主治：跌打损伤所致局部肿痛，外科疮疡肿痛，尤其对表现为红肿热痛者疗效显著。

2）辽阳市秘方验方

组成：儿茶10克，青黛5克，人中白5克，朱砂5克。

用法：上药共研极细末备用。取药粉少许涂在口疮上，每日3到5次。

主治：口疮。

3）辽阳市秘方验方

组成：儿茶15克，人中白15克，冰片5克，火硝5克，煅月石5克。

用法：共研为极细末，外涂患处，1日涂数次。

主治：口疮。

4）辽阳市秘方验方

组成：五倍子6克，青黛2克，黄柏6克，冰片1.5克。

用法：取上药共研细末装瓶备用。取少许外涂患处，每日数次。

主治：口疮。

5）山西省秘方验方

组成：党参、黄柏、人中白（煅）、冰片、青黛，各等份。

用法：共研细末，擦患处。

主治：口疮。

2. 偏方验方（内服）

1）口角疔、唇疔方

组成：金花、银花各30克，白果20个，桔梗、知母、甘草各9克。

用法：水煎服，每日1剂。

主治：口角疔，唇疔。

2）辽阳市秘方验方

组成：当归20克，红花15克，骨碎补15克，土鳖虫10克，汉三七15克，乳香15克，没药15克，血竭15克。

用法：将上药共研为细末，成人每次服3~5克，日服2~3次，黄酒为引送服。

主治：跌打损伤，瘀血内积。

3）辽阳市秘方验方

组成：汉三七15克，血竭15克，白及15克，白蔹15克，红花15克，乳香10克，没药10克，骨碎补15克。

用法：共研为细末，每服5克，黄酒为引送服，日服3次。

主治：跌打损伤，瘀血内积。

4）辽阳市秘方验方

组成：当归10克，神曲10克，红花10克，血竭10克，自然铜10克，人参10克，土鳖虫10克，冰片2.5克，乳香15克，没药15克。

用法：取上药共研为细末备用。成人每次服2.5克，每日服2次，黄酒或白酒或白开水冲服。也可以取药粉适量开水调和，外敷患处。孕妇忌用。

主治：跌打损伤，瘀血内积。

5）辽阳市秘方验方

组成：竹茹200克，陈醋250克。

用法：取竹茹用醋泡24小时后，少量饮食醋，一般3~5天即可愈。

主治：口疮。

6）山西省秘方验方

组成：吴茱萸20克，紫油桂20克，附子25克，茯苓35克，苍术20克，泽泻15克，干姜15克，川朴15克，焦白术15克，炙甘草15克，炒米25克，灶心土25克。

用法：水煎，连服五六剂。

主治：顽固性口腔炎。

► （六）咽喉损伤 ◄

【概述】

咽喉损伤常由颈部外伤所累及，常合并颈段气管、食管伤。咽喉与甲状腺、颈部大血管、神经、颈椎等重要器官邻近，如同时受伤，可以出现大出血、休克、窒息等危象，抢救不及时可导致死亡。主要表现为出血、呼吸困难、吞咽困难、声嘶、皮下气肿、继发感染等。

【发病原因】

多由于交通事故、工伤、体育运动等引起，以咽喉及颈部挫伤、喉软骨骨折脱位、喉黏膜及声带出血、肿胀或撕裂伤多见。切伤、刺伤多为自伤引起，切伤多为横切口，位于甲状软骨与舌骨间者占70%，甲状软骨损伤者也不少，轻者仅损伤软组织及软骨，重者可伤及咽与食管后壁，偶有损伤大血管者易发生大出血，导致立即死亡。刺伤伤口小而深，常并发皮下气肿及出血。儿童口含棒状物跌倒时，亦可刺伤咽部，甚至贯通咽部达颅内，危及生命。另外，咽、喉、气管、食管及下呼吸道可因腐蚀性化学物质、毒气、烧伤等引起化学伤及烧伤。咽喉创伤根据颈部皮肤有无伤口，可分为闭合性咽喉外伤和开放性咽喉外伤。

【诊断方法】

开放性喉损伤诊断不难。闭合性喉损伤由于颈部皮肤无伤口，容易被误诊。对颈部有外伤史、伤后痰中带血、声嘶、颈部有皮下气肿等表现的患者都应做进一步检查，根据颈部 X 线片观察喉部有无骨折便可确诊。一般根据局部检查、X 线片即可明确诊断，但必要时可以做纤维气管镜检查或 CT 扫描，这些检查都有助于确定损伤范围。

【治疗手段】

偏方验方（外用）

七厘散

组成：朱砂（水飞净）3.6 克，麝香 0.36 克，冰片 0.36 克，乳香 4.5 克，红花 4.5 克，没药 4.5 克，血竭 30 克，儿茶 7.2 克。

用法：上药研为极细末，以瓷瓶收贮，黄蜡封口，贮久更妙。治外伤，先以药 0.21 克，烧酒冲服，复用药以烧酒调敷伤处。如金刃伤重，或食嗓割断，急用此药敷之。

主治：跌打损伤，筋断骨折，瘀血肿痛。刀伤出血，无名肿毒，烧伤烫伤。

► （七）落枕 ◄

【概述】

落枕又称"失枕"，多因睡眠姿势不良引起，表现为睡起后颈部疼痛，活动受限，似身虽起而颈尚留落于枕，故名落枕。是一种以急性颈部肌肉痉挛、强直、酸胀、疼痛、转颈失灵为主要症状的常见病，好发于青壮年，以冬春季多见，轻者3~5天自愈。重者，向头部后侧及上肢放射痛，可延至数周不愈，影响工作、生活和学习。落枕为单纯的肌肉痉挛，成年人经常发作者，多为颈椎病的前驱症状。

【发病原因】

多因睡眠时姿势不良，头颈过度偏转，或睡眠时枕头过高、过低或过硬，使局部肌肉处于长时间紧张状态，持续牵拉而发生。颈背部遭受风寒侵袭也是常见因素，如严冬受寒，盛夏贪凉，风寒外邪使颈背部某些肌肉气血凝滞，经络痹阻，僵凝疼痛，动作不利。某些颈部外伤，也可导致肌肉保护性收缩以及关节扭挫，再逢睡眠时颈部姿势不良，气血壅滞，筋脉拘挛，也可导致本病。素有颈椎病等颈肩部筋伤，稍感风寒或睡姿不良，即可引发本病，甚至可反复落枕。

【诊断方法】

多呈急性发病，睡眠后一侧颈部出现疼痛，酸胀，可向上肢或背部放射，活动不利，活动时伤侧疼痛加剧，头常歪向患侧，活动欠利，不能自由旋转后顾，如需向后看时，须整个躯干向后转动。有些病例症状呈进行性加重，甚至累及肩部及胸背部。患侧常有颈肌痉挛，胸锁乳突肌、斜方肌、菱形肌及肩胛提肌等处压痛。

检查时颈部肌肉有触痛，由于疼痛，使颈项活动不利，不能自由旋转，严重者俯仰也有困难，甚至头部强直于异常位置，使头偏向病侧，检查时可见颈部肌肉有触痛，浅层肌肉有痉挛、僵硬症状，触之有"条索感"。

【治疗手段】

1. 推拿治疗

1）治法一

揉法：患者正坐，医者一手按住患者头部固定，另一手拇指与其余四指分别触于颈椎两侧肌肉，自第一颈椎部位开始，向下揉摩至第七颈椎部位，反复操作5~6次，用以舒通筋络，调达气血，放松肌肉，缓解肌紧张。

捏拿法：患者正坐，医者双手分别触于患者双侧肩井穴部位，用拇指与其余四指相对捏拿。手法宜轻快，反复操作7~8次，用以松筋通络，缓解拘挛。

点按镇痉法：患者正坐，医者一手托患者下颌，转向健侧，另一手2、3、4指相并，在胸锁乳突肌、颈斜方肌部位点按。点按完成后，可按住该肌肉不动，同时使颈部左右摆转数次。使痉挛紧张肌肉在点按与运动的调解中获得松解。

点穴：用拇指或中、示指点按风池、大椎、天宗、肩井、肩中俞、肺俞、曲池、外关、合谷等穴位。用以通经活络，祛风散寒，缓解疼痛。

牵引后伸按压法：患者正坐，助手、医者均站于患者后方。助手双手托住患者后枕部与下颌。医者双手拇指触于患发病椎体棘突上，助手用力向上拔牵头部，使椎间隙拉开，然后使颈椎后伸。医者在颈椎牵引后伸的同时，用力向前按压，此时可闻有响声，用以矫正颈椎后关节紊乱，恢复颈椎生理前突与后伸活动功能。

侧扳法：患者正坐，医者立于患者侧方，一手托下颌，一手托枕部，轻轻向上提牵，然后旋转头部，加大角度至一定程度（约45°），双手同时交错用力，即可听到响声，然后用同样方法于另一侧施术，可调整椎体内在平衡，矫正颈椎小关节紊乱，恢复颈椎转侧活动功能。

主治：落枕。

2）治法二

点阳谷：取患侧阳谷穴，用拇指反复点揉 2~4 分钟，患者可有酸、痛、胀、热感上传至上臂或肩部。在点揉穴位的同时令患者头部左右侧屈、旋转、仰俯，活动由慢到快，到疼痛减轻或消失为止。

点内关：术者拇指用力按压内关穴，使患侧的上肢、背部、颈部有酸、麻、胀、沉、困的感觉时，令患者头颈向左、右、上、下自由旋转活动，这时患者感觉到疼痛减轻，旋转角度由小到大、循序渐进，3~5 分钟后，随着术者施术手法深入，疼痛自然消失，头颈转动自如。

主治：落枕。

3）治法三

点按痛点：患者正坐，双臂下垂，医者立于其背后，一手扶头顶部，一手扶下颌，轻轻摇动头部，寻找疼痛部位。找到痛点后，用右手掌根在患处由里向外按摩 1 分钟，再用拇指从风池穴处斜向外下右推斜方肌肌腹及胸锁乳突肌肌腹抵止端 1分钟，然后双拇指指腹成"人"字式，自枕骨处向外下依次左右分拨1分钟。

拍击：让助手把75%的酒精约15毫升倒于一搪瓷碗内，点燃，医者以蘸上燃着酒液的右手在患处快速拍打，直至3分钟左右后碗内火焰熄灭，经过拍打的局部皮肤可呈红色或暗红。

拔伸：最后用双手掌心托住患者下颌徐徐用力上提，同时向患侧转动1~2次。每日或隔日治疗1次，3次为1疗程，治疗期间停服各种药物。

主治：落枕。

4）治法四

手法：患儿取仰卧位，不枕枕头，以放松颈部肌肉。医者在患儿颈部疼痛侧（凸侧）交替用按揉法自上而下交替施术，以凸侧最高点为施术重点，可重点用力施术。医者另一手拇指与四指分开，四指指尖按压在患儿健侧肩部，拇指按在患儿健侧大约乳突处，拇指与余四指相对用力，以使患儿头颈部仰卧正位为目的，配合另一手的按揉施术。

健侧卧位，枕头高低以患儿颈、胸椎成一直线为度。患侧（凸侧）朝上，医者拇指按压在凸侧最高点，另一手掌根按压在拇指上作为辅助用力，以患儿能耐受为度，反复按压约2分钟。姿势同上，医者一手拇指按压在患侧最高点，另一手托住健侧面颊部行旋转扳法，以患儿能耐受为度，勿强求弹响声。5天为一个疗程，疗程间隔2天，再行下一个疗程的治疗。

主治：小儿落枕。

5）治法五

点穴：患者坐位，取患侧缺盆、天鼎穴，术者左手放于头顶，使头向患侧偏斜，右手拇指由耳下沿胸锁乳突肌向下滑行至根部，向内下横压，同时头逐渐向患侧倾斜，用拇指找准穴位，按压至得气时，患处有麻胀感、舒服感，并放散至颈背、肩臂等处，指压持续 2～3 分钟，拇指可按揉、可切拨、也可推揉，指压力度由轻渐重，用力深沉，柔中有刚，起手时向外上方沿胸锁乳突肌后缘至下四分之一折点，第 6 颈椎横突处，即是天鼎穴，指压技法同上。

主治：落枕。

2. 针刺治疗

1）治法一

取穴：风池、落枕为主穴，大椎、后溪、绝骨为备穴。

治法：用强刺激手法，刺一侧或双侧主穴，留针 5～10 分钟。

主治：落枕。

2）治法二

取穴：患侧天井穴。

治法：针刺得气后嘱病人活动颈部，每隔 1 分钟行针 1 次，再嘱病人逐渐增大颈部活动范围，行针 5 次后出针，每日 1 次。

主治：落枕。

3）治法三

取穴：后溪，单侧痛取患侧穴，双侧痛取双侧穴。

治法：针刺得气后留针 10 分钟，同时嘱患者放松颈部，并做前后旋转，每日 1 次。

主治：落枕。

4）治法四

取穴：悬钟、足三里。

治法：留针 20 分钟，每 5 分钟行针 1 次，同时嘱患者活动颈部，做左右旋转及俯仰头动作。

主治：落枕。

5）治法五

取穴：养老穴。

治法：针刺得气的同时嘱患者活动颈部，边捻转边活动，留针20分钟，每5分钟行针1次，出针后，找出局部压痛点，用点按和揉按摩10～15分钟。

主治：落枕。

6）治法六

取穴：落枕穴（伏掌，于手背第二、三掌骨间，指掌关节后0.5寸凹陷处取穴）。

治法：患者正坐位，患侧手掌（首选患侧，之后与健侧交替选穴）置于治疗台上，以毫针行常规刺法，进针后行提插、捻转手法，新病行泻法，久病行补法，得气后留针20～30分钟，留针期间每隔2～5分钟行针1次，并嘱患者缓慢向前后左右转动颈部，直至患者颈部轻松自如，即可出针。

主治：落枕。

7）治法七

取穴：大椎，后溪，悬钟，颈夹脊，肩井，肩中俞，曲垣，天宗，阿是穴。

治法：行毫针常规刺法，留针30分钟，留针20分钟左右时于后溪行针，平补平泻，同时嘱患者反复做颈部旋转动作。

主治：落枕。

3. 灸法治疗

1）治法一

治法：取风池、天柱、大椎、肩中俞、大杼、阿是穴，每次选3～4个穴位，用艾条于所选穴位施灸，每穴每次灸15～30分钟，每日治疗1～2次，3次为1疗程。

主治：落枕。

2）治法二

治法：取经渠穴（在前臂掌面桡侧，桡骨茎突与桡动脉之间凹陷处，腕横纹上1寸），患者坐位，单侧落枕者将患侧手置于治疗床上，双侧落枕者将双手置于治疗床上，在寸口桡动脉搏动处放置厚约0.5厘米并刺有小孔的姜片，将艾炷放在姜上施灸，以患者感觉舒适、不灼伤皮肤为宜，灸治15~20分钟，每日治疗1次，共治疗3次。

主治：落枕。

4. 拔罐、刮痧治疗

1）治法一

治法：选大椎、天柱、肩井、压痛点等穴拔罐，留罐10~15分钟，对外感风寒所致落枕者效果较佳。

主治：落枕。

2）治法二

治法：取患侧穴位，风池－肩井，肩中俞－肩外俞，哑门－至阳，曲垣－肩髎，大杼－膈俞，附分－膈关。刮痧治疗。刮痧板消毒后，于皮肤局部涂凡士林、精油或扶他林软膏，用刮痧板根据从上至下，从里至外的原则，将皮肤刮至潮红或红紫，以出现成片的痧疹为度，治疗过程大约用时5分钟。

主治：落枕。

3）治法三

治法：走罐疗法。辨别疼痛累及肌束，选定走罐部位，依据经络循行部位，确定走罐范围。天柱－肩髎，哑门－肩贞，哑门－至阳或命门，大杼－膈俞或肾俞，附分－膈关或志室。采用大、中、小号玻璃火罐，先在选定的走罐部位的皮肤上涂抹润滑油，采用大小合适的火罐拔罐，循经往返运动，至皮肤潮红或红紫，并出现成片的痧疹为度，一般背部用中号或大号罐，颈部用中号或小号罐，骨缝及关节处多用小罐。

主治：落枕。

4）治法四

治法：于痛点或可触及条索状肌肉结节处用三棱针或一次性注射器针头点刺十数针出血后，选择合适大小玻璃罐拔于点刺处，10～15分钟后即可取下。

主治：落枕。

5. 耳穴治疗

1）指压耳穴：取患侧耳穴颈、颈椎、枕区，术者用手拇指按压于所选穴位，拇指稍用力由下至上，即由颈、颈椎、枕区向胸椎、肩区推压，同时嘱患者活动颈部。

2）耳豆压穴：取耳穴神门、肩、颈、上肢相应部位，取王不留行籽用小块胶布贴于上述耳穴，以按耳穴压豆法常规操作，每2日换1次。

主治：落枕。

6. 偏方验方（外用）

1）葛根汤

组成：葛根（先煎）25克，桂枝15克，白芍30克，甘草6克，生姜9克，防风15克，羌活10克。

用法：水煎服后将剩余的药渣用棉布袋包住，放蒸锅内蒸15分钟，晾凉至50℃时热敷患处，每日2次，每次15分钟，10天为一疗程。

主治：落枕。

2）加味芍药甘草汤

组成：白芍30克，鸡血藤15克，葛根15克，威灵仙12克，桂枝9克，甘草15克。

用法：将上药加适量水提前浸泡 10 分钟，煎制时先用武火煎沸，然后改用文火煎 15～20 分钟，滤取药液，将药物残渣加适量水再次煎 10 分钟取药液，两煎药液兑在一起备用。将药垫放在准备好的中药药液中浸泡，治疗时将浸泡好的药垫放置在患者双侧颈部夹脊穴上，也可放在患侧压痛点上。

主治：落枕。

3）中药外敷方

组成：制川乌、制草乌、川芎、生山栀，各等分。

用法：将药研成细末，用开水调成糊状，待温度适宜后均匀涂敷在压痛处，边缘超过患处 2 厘米，厚度约 0.25 厘米，外敷一层保鲜膜，以纱布包扎固定，每次 3 敷小时，每天 2 次，外盖毛巾，上方用热水袋热敷 30 分钟。

主治：落枕。

4）米醋热敷方

组成：米醋 300 毫升～500 毫升。

用法：将棉纱布或纯棉毛巾放入醋中浸湿后平敷在颈部肌肉疼痛处，上面用 70℃～80℃ 的热水袋热敷，保持局部温热 20～30 分钟，以局部皮肤感觉不烫为度。同时配合颈部活动，一般治疗 1～2 次，疼痛即可缓解。

主治：落枕。

7. 偏方验方（内服）

1）落枕方

组成：葛根 10 克，木瓜 6 克，羌活 5 克，当归 6 克，赤芍 6 克，桃仁 6 克，桂枝 5 克，生草 5 克。

用法：水煎，早晚服。孕妇忌服。

主治：落枕。

2）葛根炖金鸡

组成：葛根 50 克，小公鸡 1 只。味精、黄酒、细盐、姜丝、猪油适量。

用法：葛根加水 700 毫升，煎至 500 毫升，滤过取汁。将小公鸡宰杀，去毛和内脏，洗净切块，放锅内用适量油稍炒。兑入葛根药汁、姜丝、黄酒，用文火焖煮至烂，调入味精、细盐即成。佐餐食用。

主治：落枕、颈项痛。

3）活络消痹熏蒸方

组成：薏苡仁、怀牛膝各 30 克，秦艽 20 克，透骨草、红藤、桂枝、伸筋草、羌活、桑枝、丹参、三棱、防风、当归、杜仲、络石藤、威灵仙各 10 克，甘草、苏木各 6 克。

用法：将上述药物加 3000 毫升水进行煎煮，然后与煮沸温水 150 毫升、黄酒 70 毫升、陈醋 80 毫升，混合成汤剂。

主治：颈肩腰腿痛。

4）葛根汤

组成：葛根（先煎）25 克，桂枝 15 克，白芍 30 克，甘草 6 克，生姜 9 克，防风 15 克，羌活 10 克。

用法：水煎服，每日 1 剂，10 天为 1 疗程。

主治：落枕。

5）麻黄加术汤

组成：白术 12 克，麻黄 9 克，桂枝 6 克，杏仁 6 克，甘草 3 克。

用法：水煎服，每日 1 剂，分 2 次饭后温服，4 天为 1 疗程。

主治：落枕。

6）黄芪桂枝五物汤

组成：黄芪 30 克，桂枝 18 克，白芍 15 克，白芷 15 克，川芎 15 克，甘草 10 克，大枣 15 克，生姜 20 克。

用法：水煎服。

主治：落枕。

7）加味葛根汤

组成：葛根 40 克，麻黄 10 克，桂枝 10 克，白芍 15 克，炙甘草 6 克，熟附子 10 克（先煎），杜仲 10 克，柴胡 15 克，桑枝 6 克。

用法：水煎服，每日 1 剂，5 剂为 1 疗程。

主治：落枕。

8）败毒散加减方

组成：柴胡、前胡、川芎、枳壳、羌活、独活、茯苓、桔梗、人参、生姜各 12 克，薄荷、甘草各 6 克。加减：寒气重者去柴胡、薄荷，加桂枝 5 克、细辛 4 克；剧痛者加乳香 6 克、没药 6 克；有内热者加石膏 30 克、葛根 15 克；体实者去人参；瘀滞重者加当归 12 克；兼湿热者去人参，加黄柏 8 克、苍术 12 克。

用法：水煎服，每日 1 剂，分两次温服。将药渣用毛巾包好趁热敷患处，治疗 1~5 天。

主治：落枕。

（八）颈椎病

【概述】

颈椎病又称"颈椎综合征"，是中老年人的常见病、多发病。是颈椎骨关节炎、增生性颈椎炎、颈神经根综合征、颈椎间盘脱出症的总称。

轻者头、颈、肩、臂麻木疼痛，重者可致肢体酸软无力，甚至大小便失禁、瘫痪。病变累及椎动脉、交感神经时则可出现头晕、心慌等相应的临床表现。

主要分为神经根型颈椎病、脊髓型颈椎病、椎动脉型颈椎病、交感神经型颈椎病、颈型颈椎病。

【发病原因】

多见于40岁以上的中老年患者，多因慢性劳损或急性外伤引起，由于颈项部日常活动频繁，活动度较大，易受外伤，因而中年以后颈部常易发生劳损。

从事长期低头伏案工作的会计、誊写、缝纫、刺绣等职业者或长期使用电脑者，颈部受过外伤者，年高肝肾不足，筋骨懈惰者，均可引起椎间盘萎缩变性，弹力减小，向四周膨出，椎间隙变窄，继而出现椎体前后缘与钩椎关节的增生，小关节关系改变，椎体半脱位，椎间孔变窄，黄韧带肥厚、变性及项韧带钙化等一系列改变。此类劳损性改变影响到颈部神经根、颈部脊髓或颈部主要血管时，即可发生一系列相关的症状和体征。

【诊断方法】

颈椎病的诊断主要由物理检查、X 线检查、肌电图检查和 CT 检查确定。

神经根型颈椎病：多数无明显外伤史。大多数患者逐渐感到颈部单侧局限性痛，颈根部呈电击样向肩、上臂、前臂乃至手指放射，且有麻木感，或以疼痛为主，或以麻木为主。疼痛呈酸痛、灼痛或电击样痛，颈部后伸、咳嗽，甚至增加腹压时疼痛可加重。上肢沉重，酸软无力，持物易坠落，部分患者可有头晕、耳鸣、耳痛、握力减弱及肌肉萎缩，此类患者的颈部常无疼痛感觉。检查示臂丛神经牵拉试验阳性，椎间孔挤压试验阳性。X 线检查颈椎正侧位、斜位或侧位过伸、过屈位显示椎体增生，钩椎关节增生，椎间隙变窄，颈椎生理曲度减小、消失或反角，轻度滑脱，项韧带钙化和椎间孔变小等改变。

脊髓型颈椎病：脊髓受压者，可出现缓慢进行性双下肢麻木、发冷、疼痛，走路失灵、无力，打软腿、易绊倒，不能跨越障碍物，休息时症状缓解，紧张、劳累时加重，时缓时剧，逐步加重，晚期出现下肢或四肢瘫痪，二便失禁或尿潴留。

检查示锥体束征阳性。X 线片显示颈椎生理曲度改变，病变椎间隙狭窄，椎体后缘唇样骨赘，椎间孔变小，CT 检查可见颈椎间盘变性，颈椎增生，椎管前后径缩小，脊髓受压等改变，MRI 检查可见受压节段脊髓有信号改变，脊髓受压呈波浪样压迹。

椎动脉型颈椎病：主要症见单侧颈枕部或枕顶部发作性头痛、视力减弱、耳鸣、听力下降、眩晕，可见猝倒发作，常因头部活动到某一位置时诱发或加重，头颈旋转时引起眩晕发作是本病的最大特点，椎动脉血流检测及椎动脉造影可协助诊断，X线检查可显示椎节不稳及钩椎关节侧方增生。

交感神经型颈椎病：出现枕部痛、头沉、头痛或偏头痛，有时伴有恶心、呕吐、胸闷、肢凉、肤温低或手足发热、四肢酸胀等症状，一般无上肢放射痛或麻木感。头颈部转动时症状可明显加重。

颈型颈椎病：以颈项僵硬、疼痛、颈椎活动障碍为主要症状，颈椎（正侧位）片显示：椎体边缘骨质增生，椎间隙变窄，或有韧带钙化，生理曲度变直。

【治疗手段】

1. 锻炼

动作一：站立，患者将两手插入两侧裤兜、肘尖向后，引动两侧肩关节像车轮一样做大幅度的旋转，上旋时须尽力耸肩，下旋时要尽力沉肩，使肱骨像连接车轮的杠杆，带动肩关节向前做圆周运动一二十次，然后，向反方向旋转相同次数。

动作二：取站立或坐位，患者用头颈做"一"字的书写运动。两眼平视远方，身体不动，头颈由左向右或相反，尽力缓慢地向两侧转动，至最大限度时则停顿两三秒钟，然后再转向对侧，随后，再按"鳳"字笔画写"鳳"字（繁体"凤"字）要求头项的动作不受字的局限，再一笔划尽量缓慢地写得无限大，无限远，无限长。当写到第一笔划的尽头时（头项的最大活动范围），头项宜稍停顿两三秒钟，这样可以使颈项肩背各部的筋骨、肌肉从各个不同的角度得到活动，使气血流畅。

主治：颈椎病。

2. 推拿治疗

1）治法一

揉法：患者取坐位，医者一手按住患者头部固定，另一手拇指与其余四指分别触于患者颈椎两侧，自上而下旋转揉摩。

捏拿法：患者取坐位，医者站于患者身后，双手并列，拇指与其余四指触于患者肩井部肌肉，进行轻柔、快速捏拿数次，以舒通筋络，调达气血，松解颈肩软组织紧张状态。

推捋法：患者坐位，头稍前屈，医者站于患者前面，双手拇指分别触于患者颈椎两侧颈肌，自第一颈椎开始，向下推捋至第七颈椎位，反复操作4~5次，用以理顺颈肌。

按压镇痉法：患者取坐位，医者站于患者身后，一手握住患者手腕，将肩臂上举伸直提牵，另一手用小鱼际触于患者斜方肌向下按压片刻后抬起，反复操作3~4次。

点穴：点按风池、天鼎、缺盆、肩井、大椎、天宗、肩中俞、肩外俞、肩髃、曲池、手三里、小海、外关、合谷、神门。椎动脉型、交感神经型可加用百会、上星、率谷、印堂、太阳、内关等穴。通过经络、穴位点按，达到疏通经络、调达气血，调解神经组织传导，恢复生理机能的作用。

拔伸法：患者取坐位，医者站于患者身后，一手托其下颌，另一手托其后枕骨，用力向上拔伸提牵。可扩大椎体间隙，松解关节，缓解紧张状态。

过伸旋转矫正法：患者取坐位，助手站于患者身后，一手托住患者下颌，一手按触头部侧面，两手相配合，将颈部过伸，同时旋转，医者站于患者前面，双手2、3、4指尖分别触于棘突使其两侧，在助手过伸旋转中同时推按偏歪棘突（棘突向左侧偏歪时，助手向右侧旋转，医者同时用右手指向患者右侧推按偏歪棘突复正，右侧偏歪时，助手向左侧旋转，医者同时用左手指向患者左侧推按）。可矫正颈椎侧弯与椎间关节的错落，调整椎间孔狭窄的状况，恢复颈椎内在平衡。

后伸矫正法：患者取坐位，助手站于患者身后，双手托住患者下颌，用力将颈部向上提牵，同时后伸。医者站于患者前面，用双手3、4指按触颈椎发病部位，在助手提牵后伸的同时向前按拉颈椎，反复操作3~4次。用以矫正颈椎后突、反张，恢复颈椎生理前突。

主治：颈椎病。

2）治法二

器械牵引：将固定装置及滑轮固定于门框横楣等物体上。将牵引绳穿过滑轮，一端连接牵引弓及牵引吊带，另一端连接牵引重物。可随意选用沙袋、砖块、铁块等易得物品作为牵引重物，放置于一口袋内悬吊即可。

自身体重牵引：传统方法的改进型，为市售成套产品。将牵引装置挂住，病人坐好后，将枕颌吊带套住头部，用手拉动牵引杆之绳索，齿轮即定向运动，且能自锁。可在齿轮和头部之间的牵引绳上产生向上的牵引力，利用向上的拉力和病人自身的重力相对抗，达到颈椎牵引的目的。

主治：颈椎病。

3）治法三

俯卧位：揉肩、颈、背、上肢部（患侧）10分钟，揉肩、背5分钟，拿肩贞穴、风池穴，击肩、背，结束手法。

仰卧位：扳颈部，弹拨颈部，按揉双上肢，点按双上肢穴（肩髃、风池、外关、合谷），揉搓、拿双上肢，小鱼际击双上肢，运动肩、肘、腕关节，抖双上肢，结束手法。

3. 针刺治疗

1）治法一

取穴：颈1（左右斜方肌当中枕骨下缘，颈1—2椎之间），颈3（颈3—4、4—5、5—6左右各1.5厘米处），肩胛（胸1旁3.5厘米），肩周（肩峰下），臂2（三角肌中部），肘

1（肘部桡侧），夹脊两侧痛点和臂外展肌痛点。

治法：选用5~6个点，留针10~15分钟。

主治：颈椎病。

2）治法二

取穴：大椎和颈夹脊穴。

治法：常规针刺留针30分钟，其间行针数次，每日1次，6天为1疗程。

主治：颈椎病。

3）治法三

取穴：风池、肩井、天柱、肩髃、外关、曲池、颈夹脊穴。

治法：常规针刺，得气后留针20分钟，针刺颈部穴位时，在上肢施揉、拿、搓等手法，针刺上肢穴位时，在颈部施拿、揉、按等手法。

主治：颈椎病。

4）治法四

取穴：大椎，颈夹脊，肩髃，风池，肩贞，外关，合谷。

治法：平补平泻法，痛甚加刺络拔罐法。

主治：神经根型颈椎病。

4. 灸法治疗

1）治法一

治法：取病变部位夹脊穴、大椎、肩髃、曲池、足三里、绝骨为主穴，身柱、肾俞、环跳、阳陵泉、肩井、天宗、阳池、中渚为配穴，每次选用4~6个穴位，将艾条一端燃着，先靠近皮肤，然后慢慢提高，直到感到舒服时就固定在这一部位（一般距皮肤约半寸），连续熏5~10分钟，至局部发红为止。每日灸治1~2次，10次为1疗程，相邻两个之间疗程间隔 5 天。

主治：颈椎病。

2）治法二

治法：取颈百劳、大椎、肩中俞、中渚穴。以艾绒为灸材，将艾绒制作成麦粒大小的艾炷（约为高 4 毫米、底直径 3 毫米的圆锥体），上小下大，上尖下平，易于安放与燃烧。在选定的穴位上涂以万花油，将艾炷放到穴位上，用线香自艾炷尖点燃，当病人有痛感时用镊子将艾炷移开，此为灸 1 壮，每个穴位共灸 5 壮，灸完后在施灸部位涂以万花油防止起泡，施灸穴位以皮肤潮红为度。每 3 天治疗 1 次，两次治疗时间间隔在 48～72 小时之间，每周完成 2～3 次治疗，4 周内完成 10 次治疗。

主治：颈椎病。

5. 拔罐治疗

1）治法一

治法：在颈椎上或颈椎两旁肌肉、肩胛上区寻找压痛敏感点施火罐，留罐 10～15 分钟，每 1～2 日施术 1 次。若肩关节、上肢麻痛者，加痛处压痛敏感点；头痛、头晕者，加太阳、额中穴；心律失常、心前区痛者，加心俞、至阳等穴。若血压异常者，取胸脊至骶脊两旁膀胱经内侧循行线，走罐至局部潮红。

主治：颈椎病。

2）治法二

治法：取颈部压痛点于局部拔火罐 1～2 只，以罐下皮肤紫红为度，每日 1 次，10 次为 1 疗程，疗程间隔 3 日。针罐可合用，先针刺，起针后拔罐，拔罐后可行局部按摩。

主治：颈椎病。

6. 耳穴治疗

治法：取耳穴脑点、颈椎、枕、颈、神门、肝、肾为主穴。肩背酸困者加锁骨和肩关节；手指麻木者加腕和指。用王不留行籽贴上按压，以病人有轻度刺激感为宜。每穴按压 1 分钟，病人每天自行按压 3～4 次，双耳交替贴压，3 天贴 1 次，连贴 1 个月。

主治：颈椎病。

7. 偏方验方（外用）

1）药枕

组成：川芎 50 克，白芷 15 克。

用法：上药研细粉。用薄布缝一小药袋，临睡时枕于颈下，可以缓解症状，减轻疼痛。

主治：颈椎病。

2）药浴

方一组成：海桐皮 50 克，桂枝 30 克，海风藤 50 克，路路通 50 克。

用法：加水 1000～1500 毫升，煎煮取汁，待温度下降后，用毛巾或纱布蘸取药汁，对颈、肩、背等病变部位擦洗，同时配合按摩治疗。若病人的症状以上肢为明显，可将上述药汁（趁热）倒入木桶内，将患肢置于桶口，先以蒸气对肢体进行熏蒸，待水温下降后，再予以浸泡。

主治：颈椎病。

方二组成：夏枯草 50 克，桑叶 30 克，菊花 20 克。

用法：加水 1000～1500 毫升，煎煮取汁后，将药汁倒入脚盆内，待水温下降后，将双足置于水中浸泡，同时双足相互搓揉，以促进气血流通。

主治：颈椎病引起头晕、目眩、头痛、耳鸣者。

方三组成：茯神 30 克，五味子 20 克，川芎 20 克。

用法：加水 500 毫升，煎煮后，以洁净的纱布蘸药汁在前额及太阳穴等处反复进行擦洗，每晚睡前 1 次。

主治：颈椎病引起的心慌、失眠、多梦等。

方四组成：生姜 50～100 克。

用法：切成薄片，放入 500～1000 毫升热水中，浸泡片刻，待姜汁泡出后，以洁净的纱布蘸取药汁，在头颈、肩背等疼痛部位进行反复擦洗，也可直接用浸泡的姜片在患处擦洗。

主治：颈椎病。

3）风湿药罐

组成：制马钱子 10 克，川乌 10 克，草乌 10 克，肉桂 10 克，细辛 10 克，全虫 10 克，苍术 10 克，祖师麻 10 克，高粱白酒 500 毫升。

用法：将上药共研极细末，密封浸泡于白酒中 3 天后备用。以不同伤势选用大小不同的火罐，患者取卧位或坐位，选择阿是穴为主，暴露患伤部位，用中药酒涂成直径约 10 厘米的圆面，以痛点为中心，用闪火法拔罐，留置 15 分钟后取下。可拔 1 个或多个火罐，如果 1 次未愈，则每日 1 次，7 天为 1 疗程。

主治：肥大性脊柱炎、风湿性或类风湿性关节炎、颈椎病、肩周炎、腰肌劳损、坐骨神经痛、损伤性关节炎等疾病引起的关节及躯体疼痛。

4）中药外洗方

组成：葛根 40 克，丹参、威灵仙、防风、荆芥、桑枝、桂枝、五加皮、当归各 30 克。加减：麻木甚者，加细辛 15 克、川椒 30 克；疼痛重者，加乳香 15 克、白芍 20 克。

用法：将上药倒入盆中，加水 3000 毫升稍浸渍后煎沸 15

分钟，用毛巾蘸药水趁热洗敷颈肩部。第二天仍用原汤加热外洗。1剂药洗3天，1天2次，每次30分钟。

主治：椎动脉型颈椎病。

5）防治秘方验方

组成：川芎150克，吴茱萸30克，川乌、草乌、当归、没药、细辛各20克，威灵仙、甘草各10克，冰片、樟脑各10克，薄荷20克。

用法：取桑树木材制成大小为36厘米×18厘米×6厘米的拱形枕头，中间制成大小为8厘米×2厘米×2.5厘米的小槽。先将诸药共研末，入白酒6000毫升，浸泡10日后，置木枕和绸布于药液中再浸泡10日，然后取出晾干。将方中前9味共研为粉末，用醋在微火上炒至有焦味时加入冰片、樟脑及薄荷粉拌匀。然后用晾干的绸布包药末放入木槽中，夜枕，白天用塑料袋封装。每个木枕配装的组成使用期为3个月。

主治：颈椎病早期防治。

6）活络消痹熏蒸方

组成：薏苡仁、怀牛膝各30克，秦艽20克，透骨草、红藤、桂枝、伸筋草、羌活、桑枝、丹参、三棱、防风、当归、杜仲、络石藤、威灵仙各10克，甘草、苏木各6克。

用法：将上述药物加3000毫升水进行煎煮，然后取煮沸温水150毫升，黄酒70毫升与陈醋80毫升，混合成汤剂。

主治：颈肩腰腿痛。

7）中药湿热敷方

组成：桂枝15克，田七10克，红花12克，透骨草30克，骨碎补10克，泽兰叶15克，五加皮30克，制川草乌12克，伸筋草30克，海桐皮15克，鸡血藤15克，川芎15克，当归15克。

用法：将以上中药与黄酒 200 毫升和陈醋 200 毫升，放入清水，在锅内浸泡 30 分钟，而后将其煮沸，时间为 20 分钟，将毛巾浸入到药液里，为患者交替敷肩部和颈部，时间为 30 分钟，1 天 1 次，10 次为 1 疗程。

主治：椎动脉型颈椎病。

8. 偏方验方（内服）

1）葛根炖金鸡

组成：葛根 50 克，小公鸡 1 只。味精、黄酒、细盐、姜丝、猪油各适量。

用法：葛根加水 700 毫升，煎至 500 毫升，滤过取汁。将小公鸡宰杀，去毛和内脏，洗净切块放锅内用适量油稍炒。兑入葛根药汁、姜丝、黄酒，用文火焖煮至烂，调入味精、细盐即成，佐餐食用。

主治：颈椎病，辅治落枕、颈项痛。

2）清炖乌蛇

组成：乌蛇 1 条。葱、姜、黄油、盐各适量。

用法：将乌蛇去皮、内脏，洗净，切成长 5 厘米的段备用。将乌蛇段放入砂锅中，加葱、姜、黄酒、清水适量，用武火烧沸后，转用文火炖至熟透，再加盐即成。分次服食。

主治：神经根型颈椎病以及小儿麻痹症。

3）胡椒根炖蛇肉

组成：胡椒根 100 克，蛇肉 250 克。黄酒、葱、姜、花椒、盐各适量。

用法：将胡椒根洗净，切成了 3 厘米长的段。蛇肉剖腹除去内脏洗净，切成 2 厘米长的段。蛇肉、胡椒根放入锅内，加葱、姜、盐、黄酒、清水适量。用武火烧沸后，转用文火烧，熬至蛇肉熟透即成，分次服食。

主治：神经根型颈椎病及风湿性关节炎，类风湿病，中风后半身不遂。

4）风伤酊

组成：龟板5克，蛤蚧（去头足）10克，蕲蛇（去头）30克，白酒600毫升。

用法：上药入酒中浸7天，去渣过滤，贮瓶备用。每次服10~20毫升，1日2次，15天为1疗程，间隔7~10天后，继服第2疗程，一般2~3疗程自愈。

主治：神经根型颈椎病。

5）芍葛汤

组成：白芍30克，葛根、威灵仙各20克，白芷、秦艽、当归各12克，川芎9克，细辛3克。

用法：水煎服，日服1剂。

主治：神经根型颈椎病。

6）桃红二参汤

组成：黄芪、党参、丹参、川芎、白芍、生地、桃仁、红花、香附、地龙、葛根、穿山甲、土鳖虫、威灵仙（随症状轻重酌用药量）。

用法：水煎服，日1剂。

主治：神经根型颈椎病。

7）补肾祛瘀通络汤

组成：当归、骨碎补、杜仲、淫羊藿、龟甲、鹿角霜、防风各10克，川芎、土鳖虫、桂枝各7克，鸡血藤、熟地、煅龙骨、煅牡蛎、葛根、黄芪、威灵仙各15克，细辛3克。加减：疼痛较剧者，加制川乌7克、片姜黄10克。

用法：水煎服，日服1剂。

主治：神经根型颈椎病。

8）定眩冲剂

组成：天麻、僵蚕各 3.6 千克，钩藤 4.8 千克，茯苓 6 千克，丹参、夜交藤各 12 千克，白糖 40 千克。

用法：上药经加工制成冲剂，每包 30 克，每次 15 克，每日 3 次，口服。15 日为 1 疗程，相邻两疗程间隔 2~3 日。

主治：椎动脉型颈椎病。

9）益气通络汤

组成：黄芪、葛根各 30 克，白芍 20 克，威灵仙、穿山甲、天麻、淫羊藿各 10 克，蜈蚣 2 条，地鳖虫 8 克，熟地 15 克。加减：头痛者，加川芎、蔓荆子；恶心呕吐者，加姜黄、羌活、鸡血藤；耳鸣、视物不清者，加枸杞子、山茱萸肉。

用法：水煎服，日服 1 剂。

主治：椎动脉型颈椎病。

10）双补膏

组成：党参、山药、桂圆肉、黄芪、茯苓各 30 克，甘草 10 克，白术、枸杞子各 200 克，山茱萸肉、当归各 15 克，大枣 10 枚。

用法：诸药入砂锅内，加水 1000 毫升，文火煎煮，取汁 500 毫升；再加水 500 毫升，文火煎煮，取汁 300 毫升。将两次药汁混合入砂锅内，文火浓缩至 500 毫升，加蜂蜜 100 毫升收膏。每服 20 毫升，每日 3 次。

主治：椎动脉型颈椎病，气血不足，脾肾亏虚。

11）丁香姜糖

组成：丁香粉 5 克，生姜末 30 克，白砂糖 50 克。

用法：将白砂糖加水少许，放入砂锅内，文火熬化，再加丁香粉、生姜粉调匀，继续熬至挑起不粘手为度。用一洗脸盆，涂以小磨香油，将糖倾入摊平，稍冷后趁软切成 50 块。

随意食用。

主治：颈椎病致眩晕呕吐者。

12）菊楂决明饮

组成：菊花10克，生山楂15克（打碎），冰糖适量。

用法：三药同煮，去渣取汁，调入冰糖。代茶饮。

主治：瘀血内积。

13）鹿丹四物汤

组成：鹿衔草、丹参、熟地、当归、白芍、川芎、薏苡仁、威灵仙（随症状轻重酌用药量）。

用法：水煎服，日服1剂。

主治：脊髓型颈椎病，血络不通。

14）颈痿汤

组成：炙黄芪、鸡血藤各30克，鹿角片、当归、骨碎补、牛膝、鹿衔草、木瓜各12克，龟甲、生地、熟地、仙灵脾、枸杞子各15克。

用法：水煎服，日服1剂。

主治：脊髓型颈椎病。

15）地龙桃花饼

组成：黄芪100克，干地龙（酒浸）30克，红花、赤芍各20克，当归50克，川芎10克，桃仁（去皮、尖，略炒）15克，玉米面400克，小麦面100克，白糖适量。

用法：将地龙烘干研粉，将黄芪、红花、当归、赤芍、川芎浓煎取汁。将地龙粉、白糖、玉米面、小麦面混匀，并以药汁调和成面团，分制为20个小饼，将桃仁匀铺在饼上，入笼中蒸熟（或用烤箱烤熟）。每次食饼1~2个，每日2次。

主治：脊髓型颈椎病，气血亏虚。

16）桃仁决明蜜茶

组成：桃仁 10 克（打碎），草决明 12 克，白蜜适量。

用法：将桃仁、草决明同煎取汁，兑入白蜜调服。

主治：脊髓型颈椎病属血络不通者。

（九）肩周炎

【概述】

肩周炎又称肩关节周围炎，俗称"五十肩"，是以肩关节疼痛与功能障碍为主要症状的常见病。发病后表现为肩关节僵硬，活动受限，故又称为"冻结肩"或"肩凝症"。多因露肩当风、感受风寒湿邪所致，故又称为"漏肩风"。

本病的好发年龄在 50 岁左右，女性发病率略高于男性，多见于体力劳动者，如得不到有效的治疗，有可能严重影响肩关节的功能活动。

早期多见于肱二头肌长头肌腱炎、肩峰下滑囊炎及冈上肌肌腱炎。肩关节可有广泛压痛，并向颈部及肘部放射，肩关节活动受限、怕冷、压痛，还可出现不同程度的三角肌萎缩。

【发病原因】

肩部原因：一是 50 岁以上中老年人，软组织发生退行性病变，对各种外力的承受能力减弱；二是因长期过度活动、姿势不良等而产生慢性致伤力；三是上肢外伤后肩部固定过久，肩周组织继发萎缩、粘连；四是肩部急性挫伤、牵拉伤后治疗不当等。

继发原因：包括颈椎病及心、肺、胆道疾病发生的肩部牵涉痛，因原发病长期不愈使肩部肌肉持续性痉挛、缺血而形成炎性病灶，进而转变为真正的肩周炎。

多见于中老年人，多数患者呈慢性发病，少数有外伤史。初时肩周微有疼痛，常不引起注意。1~2周后，疼痛逐渐加重，肩部酸痛，夜间尤甚，肩关节外展、外旋活动开始受限，逐渐发展成肩关节活动广泛受限。主要采用X线检查和肩关节MRI检查来帮助诊断。肩关节MRI检查可以确定肩关节周围结构信号是否正常，是否存在炎症，可以作为确定病变部位和鉴别诊断的有效方法。

【治疗手段】

1. 自我锻炼

点穴：每月不定时间及次数，每次先轻度活动肩关节数遍，然后按揉患侧的后溪、外关、曲池、大椎、肩髎、肩髃、阿是穴。

拿捏：拿肩关节及其附着的肌肉，如三角肌、冈上肌及肱二头肌等，其中以肱二头肌为重点。

爬墙训练：患者面对墙壁，用双手或单手沿墙壁缓缓向上爬动，使上肢尽量高举，然后再向下退回原处，可反复进行。

拉伸：体后拉手，双手向后，由健手拉患手腕部，渐渐向上拉动，反复进行。还可抓树或抓单杠，因身体高低定树枝高度，抓上后脚必须离地停1~60秒。

2. 推拿治疗

1）揉摩法：患者取坐位，医者一手托其上臂，一手用掌面在肩前后及三角肌部位旋转揉摩数次。以疏通筋络，调和气血，缓解痉挛，为准备手法。

2）点按法：医者站立于患侧，用拇指点按肩髃、肩贞、肩井、肩前、天宗等穴位，寻找明显的痛点穴按压 3 分钟，力度以患者能忍受胀痛为宜。

3）摇转：患者取坐位，医者一手接触肩部，另一手握其腕部进行回环摇转，活动角度由小至大，转动范围与力度以患者能忍受为宜，可达到运转、通利、松解关节的作用。

4）弹筋：患者取坐位，助手托患者肘腕将肩臂抬至 90°，使肩肌肉处于放松位。医者双手 2~5 指并紧，进行大面积弹拨冈上肌、肱二头肌与三角肌，以松解肌腱粘连。

5）扳法：患者取坐位，肩部上举搭于术者肩部。医者双手触于肩部上方，将肩抬至一定角度时，用脆劲抬压肩部。可松解关节囊与周围肌肉粘连，恢复肩关节上举功能。

6）抖法：患者坐位，医者双手握住患者腕部，进行波浪式抖动，反复操作 4~5 次，以松筋通络、缓解痉挛。

7）后伸牵拉法：患者取坐位。医者一手按触患者肩部，一手握住腕部使肩关节旋转后伸，同时向后牵拉反复操作 3~4 次，牵拉力度应以患者能忍耐情况下稍加用力为宜，以松解肌肉粘连、恢复肩关节后伸活动功能。

8）提端法：患者取坐位。医者右手托其上臂内侧，左手托于肘部。操作时双手协同配合，用右手向上向外提拉，左手将肘部上托内推反复操作 3~4 次，使肱骨向上外方拉动牵动关节囊，松解关节囊与肌肉的粘连。

9）搓法：医者用搓法自患侧肩部至前臂反复搓动 3 分钟，结束治疗。

3. 针刺治疗

1）治法一

取穴：肩髃、肩外俞、巨骨、臂臑、曲池、阿是穴。

治法：强刺激行针，留针 20 分钟。或火针点刺阿是穴。

主治：肩周炎。

2）治法二

取穴：肩三针（肩前、肩髃、肩髎的合称）。

治法：用齐刺针法。

主治：肩周炎。

3）治法三

取穴：肩髃、肩髎、肩贞、天宗、臂臑、肩井、肩前、手三里、曲池。

治法：普通针刺。

主治：肩周炎。

4）治法四

取穴：鱼际、太渊、三间、曲池、中渚、外关、后溪、天宗。加减：寒湿痹阻加大椎、阴陵泉、脾俞；风寒侵袭加风池；痰湿偏重加丰隆、脾俞；瘀血偏重加膈俞、太冲、丰隆；阳明亏虚加足三里、脾俞、肾俞、太溪。

治法：普通针刺，用补法。

主治：肩周炎。

5）治法五

取穴：肩髎、肩髃、肩贞、曲池、外关。

治法：先针刺曲池穴、外关穴，得气后嘱患者上抬、背伸、旋转肩关节 5 分钟，再针刺肩髎穴、肩髃穴、肩贞穴，用低频率、大幅度捻转手法，得气后留针 30 分钟，每 10 分钟行针 1 次，每日 1 次，10 次为 1 疗程。

主治：肩周炎。

4. 拔罐治疗

1）治法一

治法：取肩髃、肩井、肩贞、天宗、大杼、臂臑、外关、曲池等穴。根据病灶的大小，取上述穴位 4 ~ 6 穴施火罐，留罐 15 分钟。

主治：肩周炎。

2）治法二

治法：取患侧肩周痛点 1 ~ 2 个，局部消毒，三棱针点刺，留罐 5 分钟，每罐出血 8 ~ 10 毫升，每 2 日 1 次，5 次为 1 疗程。

主治：肩周炎。

5. 偏方验方（外用）

活络消痹熏蒸方

组成：薏苡仁、怀牛膝各 30 克，秦艽 20 克，透骨草、红藤、桂枝、伸筋草、羌活、桑枝、丹参、三棱、防风、当归、杜仲、络石藤、威灵仙各 10 克，甘草、苏木各 6 克。

用法：将上述药物加 3000 毫升水煎煮，然后与煮沸温水 150 毫升、黄酒 70 毫升、陈醋 80 毫升，混合成汤剂。

主治：颈肩腰腿痛。

6. 偏方验方（内服）

1）臂痛药酒

组成：生黄芪 30 克，枸杞 15 克，怀牛膝 12 克，秦艽 9 克，当归 9 克，片姜黄 9 克，威灵仙 9 克，赤芍 9 克，桑寄生 9 克，海桐皮 12 克，川桂枝 9 克，炙甘草 6 克，北沙参 9 克，独活 6 克，川芎 6 克，茯神 9 克，防风 6 克，杜仲 9 克。

用法：上药浸无灰酒 1 千克，浸 10 日。口服。每次 9 克，每日 2 次。

主治：肩痛、臂痛。

2）五加皮药酒

组成：五加皮 150 克，当归 150 克，肉桂 150 克，牛膝

100 克，防己 100 克，白术（炒）100 克，陈皮 100 克，姜黄
100 克，独活 75 克，栀子 75 克，白芷 50 克，白糖 1.5 千克，
50°白酒 15 千克。

用法：温服。每次 10 ~ 15 毫升，每日 2 ~ 3 次。

主治：用于肩周炎及周身骨关节疼痛。

3）筋骨疼痛酒

组成：当归 50 克，木香 40 克，玉竹 200 克，黄芪 75 克，
党参 75 克，重楼 100 克，虎杖 96 克，桂皮 75 克，枸杞子 75
克，秦艽 50 克，川乌（制）40 克，草乌（制）40 克，续断
100 克，肉桂 50 克，红花 100 克，白酒 17.12 千克，砂糖
适量。

用法：口服。每次 10 ~ 15 毫升，1 日 3 次。孕妇及高血压
者忌服，按规定量服用，切忌多服。

主治：用于肩关节周围炎，四肢麻木，风湿性关节炎。

4）解冻结肩汤

组成：桂枝、麻黄、附片、桑枝、苡仁、川芎、熟地、首
乌、黄芪、千年健、老鹳草、六月寒、甘草、羌活、防己。

用法：1 日 1 剂，1 日 3 次，附片先煎 1 小时。

主治：肩关节周围炎，创伤性关节炎。

5）成药

首选成药：木瓜丸，每次 50 粒，1 日 2 次。服药期间忌生
冷食物。

备选成药：丁公藤风湿药酒，每次服 30 毫升，1 日 2 ~ 3
次，也可外用擦患处；白花蛇追风膏，加温化开后贴患处，一
般 1 次可贴 1 ~ 3 天。如中间脱落，可用微火化开再贴。

主治：肩部拘急疼痛，阴雨天加剧，舌质淡红、舌苔白或
腻，脉弦紧。

6）成药

首选成药：湿热痹冲剂，每次 10～20 克，1 日 2～3 次，开水冲服。服药期间忌辛辣、油腻之物。

备选成药：制马钱子散，体质强壮者，每日服 1 次，每次 0.2 克，如无不适反应，可增至 0.4 克，年老及体弱者剂量酌减。注意，本品不可多服，也不宜久服；当归拈痛丸，每次 9 克，1 日 2 次，空腹温开水送服。

主治：肩部酸痛，重滞不利；舌质红、苔黄腻，脉弦数。

7）成药

首选成药：伸筋丹胶囊，每次 5 粒，1 日 3 次，饭后服。有癫痫病史者忌用。

备选成药：骨友灵搽剂，用小毛刷藤取药酒涂于患处，每次 2～5 毫升，并用湿热毛巾热敷 20～30 分钟，1 日 2～3 次，14 日为 1 个疗程，间隔 1 周，再用 1 个疗程；瘀血痹冲剂，每次 10～20 克，1 日 2～3 次，白开水冲服。

主治：肩部酸痛，痛有定处，拒按，活动受限，舌淡红有瘀斑、苔薄，脉弦涩。

▶ （十）桡骨下端骨折 ◀

【概述】

指桡骨远侧段 3 厘米以内发生的骨折，临床上比较常见。以老年妇女、儿童及青年多见。20 岁之前，桡骨下端骨骺尚未融合，可发生骨骺分离。主要表现为腕部肿胀、压痛明显，手和腕部活动受限。

【发病原因】

本病多为间接暴力引起，跌倒时，躯干向下的重力与地面向上的反作用力交集于桡骨下端而发生骨折。根据受伤姿势和骨折移位的不同可分为伸直型和屈曲型两种。

【诊断方法】

腕关节 X 线正侧位片，可明确骨折类型和移位方向。伤后局部肿胀、疼痛，手腕功能部分或完全丧失。骨折远端向背侧移位时，可见"餐叉样"畸形；向桡侧移位时，呈"枪上刺刀状"畸形；缩短移位时，可触及上移的桡骨茎突；无移位或不完全骨折时，肿胀多不明显，仅觉局部疼痛和压痛，可有环状压痛和纵轴压痛，腕和指运动不便，握力减弱。

【治疗手段】

1. 推拿治疗

1）整复手法：让伤员取仰卧位，伤肢伸直，前臂呈中立位。助手一手握住伤肢上臂，一手握住肘部。术者一手握住伤

骨关节及软组织损伤

肢腕部，另一手握住4个手指，向内及向外摇腕。然后双手捏揉前臂肌肉，进行分骨理筋，握住腕部将尺、桡骨远端向一起压挤，稍加旋转，使尺桡下关节复位。然后用向内折顶法矫正侧方移位，于屈肘中立位固定。

2）固定方法：用两块小夹板作前臂固定，按照原移位情况，于适当部位加棉垫以防再发生移位。

2. 针刺治疗

取穴：曲池，合谷，天井，外关，尺泽，足三里，阴陵泉。

治法：毫针深刺得气后施以平补平泻法，使局部产生酸胀感。留针30分钟，每天1次。

主治：骨折。

3. 偏方验方（外用）

1）熏洗法

组成：骨碎补、伸筋草、五加皮、桑寄生、苏木、路路通、生木瓜、生南星各60克。

用法：将上药混合，加水500毫升，煎沸20～30分钟后，将患肢置于其上进行熏蒸，当温度适宜后再擦洗患肢，每日1～2次。

主治：骨折后期接触固定之后，以舒筋活络，通利关节。

2）新伤药水

组成：黄芩50克，生大黄40克，血通40克，三棱25克，莪术25克，黄柏、白芷、羌活、独活、川芎、红花各20克，延胡索10克。

用法：将诸药研成粗粉，分装入若干个纱布袋内，放入酒坛，每50克药粉加45%酒精500毫升，密封浸泡，每周翻动药袋1次，30天后即成。外用，将药水浸于棉花或纱布上敷患处。

主治：闭合性骨折、脱位和软组织损伤初期有肿痛瘀血者。

3）舒活酒

组成：樟脑、冰片、生地黄、血竭、麝香、三七，各等分。

用法：诸药加入适量白酒浸泡而成。局部搽涂按摩，不宜内服。

主治：一切新旧软组织挫伤、骨折、脱位后遗症及神经麻痹等症。

4）正骨水

组成：虎杖，五味藤，碎骨木，九龙川，薄荷脑等。

用法：外用，每日2～3次，每次用药棉蘸药液轻搽患处，重症者用药液浸湿药棉，敷患处1小时。

主治：跌打扭伤，各种骨折。

5）接骨丹

组成：生南星100克，木鳖子15克，紫荆皮50克，芙蓉叶100克，独活25克，白芷25克，官桂10克，枫香15克，乳香、没药各50克，松香15克。

用法：共为末，米醋、生姜汁各少许。入酒调匀，摊油纸上夹敷，冬月热敷，夏月温敷。

主治：骨折。

6）消肿散

组成：飞天蜈蚣5000克，生地500克。

用法：将上药共研细末备用。用凡士林、酒、水各等量调敷患处，新伤24小时用冷敷，超过24小时加热调敷。

主治：骨折及脱位的早期，一切跌打扭挫伤，肌肉及韧带损伤局部瘀肿者。

7）跌打定痛散

组成：生大黄 500 克，蒲公英 500 克，见肿消 500 克，透骨消 500 克，散血草 500 克，马钱子 30 克，乳香 50 克，没药 50 克，冰片 30 克。

用法：将上药共研细末备用。

主治：一切损伤、挫闪伤局部瘀肿者，骨折及脱位早期血肿明显者。

8）七厘散

组成：朱砂（水飞净）3.6 克，麝香 0.36 克，冰片 0.36 克，乳香 4.5 克，红花 4.5 克，没药 4.5 克，血竭 30 克，儿茶 7.2 克。

用法：上为极细末，瓷瓶收贮，黄蜡封口，贮久更妙。治外伤，先以药 0.21 克，烧酒冲服，复用药以烧酒调敷伤处；如金刃伤重，或食嗓割断，急用此药敷之。

主治：跌打损伤，筋断骨折早期，瘀血肿痛。刀伤出血，无名肿毒，烧伤烫伤。

9）活血散

组成：三七 12 克，酒当归、川芎、川断、骨碎补、制乳香、红花各 60 克，制没药、酒大黄、血竭、生硼砂各 15 克，朱砂、琥珀各 15 克，冰片 6 克。

用法：上药研为细末。每次 3 克，每日 2 次，或用酒或醋调敷患处。

主治：跌打损伤及骨折初期。

10）大红膏

组成：乳香、当归各 60 克，琥珀、白芷、没药、白芍、白及、白蔹各 30 克，松香 500 克，铅丹 30 克，小油 120 克，绵子 30 克，木炭 1.5 千克，定瓷碗 2 只。

用法：上药研为细末，同松香放在碗内，用文武火熬，待松香溶开，次下小油，徐徐下之，视硬软得所，用绵滤在木盆内，放温，次下丹熬成膏。用时摊于纸上，外贴患处。

主治：骨折早期。

11）止痛散

组成：小麦，醋。

用法：和醋蒸之，裹所伤处。重者再蒸裹之。

主治：骨折早期。

12）乌龙膏

组成：百草霜9克，白及15克，白蔹9克，百合15克，百部9克，乳香15克，没药15克，麝香0.3克，炒糯米30克，陈粉子120克（隔年者佳，炒）。

用法：上药研为细末，醋熬为膏。外敷患处。

主治：跌打损伤，骨折筋断早期，肿硬青紫。

13）代痛散

组成：蟾酥、生半夏、生南星各0.3克，芋艿（生姜地上更佳，打汁用）适量。

用法：上药研为细末，芋艿汁捣敷，即不痛。

主治：筋骨折伤疼痛早期。

14）仙正散

组成：肉桂（去皮）3克，当归（去尾）9克，延胡索15克，白芷15克，苍术30克，赤芍药15克，防风30克，荆芥120克。

用法：上药研为粗末。每次15克，水3升，干荷叶2片，煎至2.1升，去滓，于损处断处，用此药热蒸，用被盖覆，候温淋洗。

主治：骨断早期，及冷水风脚，筋脉拘急不得屈伸，行步难苦。

15）消肿止痛药膏

组成：木瓜、蒲公英各60克，栀子、地鳖虫、乳香、没药各30克，大黄15克。

用法：上药研为细末，饴糖或凡士林调敷。

主治：骨折、伤筋初期，肿胀疼痛剧烈者。

16）接骨丹

组成：天南星、木鳖子各120克，没药、乳香各15克，官桂30克。

用法：上药研为细末，姜500克去皮，研取自然汁，入米醋少许，白面为糊同调，摊纸上，贴伤处。

主治：骨折、脱臼初期，瘀血肿痛者。

17）接骨膏

组成：五加皮、地龙各100克，乳香、没药、木鳖子、骨碎补、白及各50克，蜂蜜适量。

用法：上药研为细末，鲜蜜或白酒调成厚糊状敷。亦可用凡士林调煮成膏外敷患处。

主治：骨折损伤早期，瘀肿疼痛。

18）清营退肿膏

组成：大黄2份，芙蓉叶2份，黄芩1份，黄柏1份，天花粉1份，滑石1份，东丹1份，凡士林适量。

用法：共研为细末，凡士林调煮成膏外敷。

主治：骨折、软组织损伤初期，或疮疡，焮热作痛。

19）紫金酒

组成：血竭、红花、细辛、白芥子、生地各60克，樟脑、冰片各30克，荜茇、鹅不食草各90克，高良姜120克，生乳香、生没药各45克。

用法：用白酒5千克，将上药入酒浸泡，密封，勿泄气，浸10天即可使用。可用脱脂棉蘸此药酒，外擦伤处，摩擦数十次，使患处先凉后热。亦可配合按摩使用。

主治：跌打损伤早期，骨折筋伤，肿胀、疼痛、青紫。

20）断骨丹

组成：荆芥、茜草、三七、自然铜、白及粉、羌活、地鳖虫各240克，蒲公英180克，续断、苏木、五加皮、红花、没药炭、皂角粉（土煨）、落得打、香元各500克，肉桂45克，防风60克，乳香炭740克，生大黄90克。

用法：上药研为细末，蜂蜜加入蛋清500克，打成糊状调敷患处。

主治：一切跌打损伤、骨断早期、骨裂、脱位、血阻不散，肿胀疼痛。

21）外敷活血散

组成：苏木、红花、制乳香、血竭、丁香各3克，制没药、自然铜（醋淬七次）各4.5克，马钱子（油炸去毛）6克。

用法：上药研为细末。酒或醋调敷伤处。

主治：骨折中期。

22）如圣膏

组成：高良姜、吴茱萸、金毛狗脊（去皮）、木鳖子（去壳）、白胶香（别研）、龟甲（醋蘸炙黄）、当归各15克。

用法：上药研为细末，入面，用酒熬膏，以面熟为度。以手法接好筋骨，外敷本膏，外封7重纸，系定。

主治：跌打损伤中期，筋断骨折。

23）碎骨丹

组成：骨碎补、陈皮、茄皮、三七、乳香、没药各4.5千克，白及、血竭、地鳖虫、川断各2千克，虎骨4双，冰片500克，麝香250克，硼砂1千克，雌、雄活鸡各2只（捣成泥）。

用法：上药研为细末。蜂蜜、冷水调成药膏，摊贴患处。

主治：骨折、骨碎、骨裂中期。

24）四肢损伤洗方

组成：桑枝、桂枝、伸筋草、透骨草、牛膝、木瓜、乳香、没药、红花、羌活、独活、落得打、补骨脂、淫羊藿、草薢。

用法：煎水熏洗患处。

主治：四肢骨折中期、脱位、扭挫伤后筋络挛缩酸痛。

25）接骨散

组成：骨碎补90克，沉香30克，乳香60克，没药60克，透骨草60克，穿山龙60克，续断90克，楠香240克，煅自然铜90克，地鳖虫30克，螃蟹（焙灰）90克，煅狗骨（焙灰）120克，当归30克，接骨仙桃草30克。

用法：上药研为细末，酒、水各半，调拌成糊状。每日敷1次，每次6小时。

主治：骨折中、后期或骨折延迟愈合者。

26）化瘀通络洗剂

组成：骨碎补、苏木、桑寄生、伸筋草、威灵仙各15克，桃仁、续断、当归尾、桑枝各9克，川芎、红花各6克。

用法：加黄酒60克，水煎熏洗。每日1剂，熏洗2次。

主治：骨折脱位后期，筋络挛缩酸痛者。

27）中药熏洗方

组成：透骨草30克，骨碎补30克，伸筋草30克，威灵仙30克，川椒20克，红花30克，赤芍30克，续断30克，牛膝 30 克，乳香 30 克，没药 30 克。

用法：以上药物放入砂锅内，加清水 3500 毫升，浸泡 30 分钟，煮沸 30 分钟，取药液 2000 毫升倒入小盆内，熏蒸骨折处 10 分钟，待药液温度适宜时，用药液熏洗患处，至皮肤潮红。

主治：骨折。

28）夜合二香熏洗药

组成：合欢皮 14 克，水当归 14 克，香巴戟 14 克，骨碎补 14 克，香通 14 克，血通 14 克，牛膝 14 克，甘松 14 克，夜交藤 20 克，海桐皮 10 克。

用法：水煎。熏洗患部，每二日 1 剂，每日 2~3 次。

主治：骨折后期，夜眠患肢不适，走路过多自感骨折端疼痛，患肢无力、肿胀。

29）舒筋活血洗剂

组成：土牛膝 15 克，伸筋草 15 克，透骨草 15 克，归尾 9 克，红花 9 克，骨碎补 15 克，秦艽 9 克，桑寄生 15 克，五加皮 9 克，木瓜 9 克。

用法：水煎，每剂加黄油 60 克，趁热熏洗患处，每日 1 剂，熏洗 2 次。

主治：骨折、脱位后期，瘀血凝聚，筋结不伸。

30）家庭秘方验方

组成：凤仙花根、杉木炭等。

用法：若骨断痛极难忍，可先取凤仙花根（越肥大越好）一段，磨为粉末用酒调服，再取白砂糖适量蒸至融化，与杉木炭粉和匀摊于硬纸上，趁热贴于伤处。治疗期间，忌食生冷、发物。

主治：各种骨折。采用此方，无论伤筋断骨，均可较快愈合。

31）山西省秘方验方

组成：五加皮4两，乌公鸡一只（去毛、骨、皮、血）。

用法：乌公鸡同五加皮捣烂敷患处，用布包好，贴一周时揭去，却不可太久，肉自完好。用五加皮5钱，用黄酒煎服尽量饮，以醉为妙。

主治：骨折。

4. 偏方验方（内服）

1）铜酒

组成：赤铜屑5克。

用法：取赤铜屑（或以红铜钱锉末，或以红铜一片火水淬，屑即落下），放入干净瓷瓶中，加白酒2000毫升，香醋30毫升浸泡，10天后，开取上清液。口服，每日1～2次，每次约50毫升。

主治：骨折损伤或暑湿瘫痪。

2）石蟹酒

组成：活河蟹雌、雄各1只，大者更佳，或石蟹（形如蝤蛑）3～5只。

用法：取上药洗净后捣烂，加陈酒1000毫升，熬煮30分钟，然后取酒待温，若无活蟹，干蟹烧灰。用酒冲服亦可。口服，每日3次，每次30～50毫升。

主治：跌打疼痛，骨折等。

3）土鳖虫药酒

组成：土鳖虫、乳香、没药、自然铜、骨碎补、大黄、血竭、硼砂、当归，各等分。

用法：将上药共研为细末备用。口服，每日3次，每次3～6克，黄酒送服。

主治：骨折及其瘀血内停者。

4）小铜锤药酒

组成：小铜锤 15 克，白酒 500 毫升。

用法：将小铜锤浸泡入酒中，2～3 天后即成。口服，每日 3 次，每次 10 毫升。

主治：骨折，跌打损伤等。

5）白背三七酒

组成：白背三七 30 克，白酒 500 毫升。

用法：口服，每日 2 次，每次 10 毫升。将上药九蒸九晒，浸酒 15～20 天即成。

主治：外伤出血、骨折等。

6）当归白芍药酒

组成：当归、白芍药、续断、骨碎补、威灵仙、木瓜、天花粉各 12 克，黄英、熟地黄各 15 克，自然铜、土鳖虫各 10 克，黄酒 1000 毫升。

用法：将上药除去杂质，放入黄酒中浸泡，3～5 天后可服用，每日 2 次，每次 10～20 毫升。

主治：骨折日久不愈等。

7）接骨方

组成：铁棒槌 5 克，叔儿七 30 克，蝎子七 30 克，灯台七 30 克，接骨丹 15 克，汉三七 10 克，血竭 10 克，自然铜 10 克。

用法：上药共为细末，冷开水服 10 克，每日 2～3 克。服药期间，不能吸烟喝酒。

主治：跌打损伤，筋断骨折。

8）合欢花粥

组成：合欢花 30 克（鲜花用 50 克），粳米 50 克，红糖适量。

用法：上料同入砂锅中，加水如常法煮粥，至米花粥稠，表面有油为度。每晚在睡前 1 小时，空腹温热顿服。

主治：跌打损伤，骨折肿痛，健忘失眠，虚烦不安，急怒忧郁等症。

9）桃仁粥

组成：桃仁 15 克，粳米 50 克，红糖适量。

用法：桃仁捣烂，加水浸泡，研汁去渣。粳米，红糖适量同入锅内，加水 450 毫升，用文火煮成稀薄粥。温热服食。

主治：运用于跌打损伤，骨折肿痛，胸胁刺痛，妇女血滞经闭，痛经，产后瘀阻腹痛，血燥便积等症。

10）壮筋鸡

组成：雄乌鸡 1 只（500 克左右），三七 5 克，黄酒、酱油各适量。

用法：雄乌鸡，去毛及肚中内脏洗净，另取地道的三七 5 克切片，纳入鸡肚中，加少量优质黄酒，隔水清炖。佐餐，蘸酱油服。

主治：可辅治骨折，中老年人尤宜。

11）骨碎补煲猪腰

组成：猪腰 1 个，骨碎补 6 克。

用法：先将猪腰洗净切开，剔去中间筋膜，把骨碎补研细纳入猪腰内，用线扎紧，加清水适量煮熟。饮汤吃肉。

主治：适用于骨折肿痛以及肾虚腰痛等疾患。

12）枸杞子煲猪腰

组成：枸杞子 100～150 克，猪腰 1 对。

用法：猪腰洗净后切去脂膜，切成小块，放入枸杞叶，加水煲汤。调味服食。

主治：骨折后期肾虚者以及肾虚遗精、肾虚耳聋等症。

13）蟹肉汤

组成：新鲜湖蟹两只。姜、醋、酱油各适量。

用法：取蟹肉（带黄），待粳米粥熟时，入蟹肉，再配以适量的生姜、醋和酱油，即可食用。佐餐服用。

主治：可辅治骨折。

14）牛肉红枣汤

组成：牛肉 250 克，红枣 10 枚。盐、味精少许。

用法：将牛肉切成小块与红枣用文火加热。佐餐食用。

主治：促进骨折伤口愈合。

15）河蟹酒

组成：活河蟹雌、雄各 1 只，愈大愈好，陈酒 1 千克。

用法：共煮半小时，然后取酒待温。上酒 1～3 次服完，每次服后宜盖被酣睡两小时。

主治：适宜于骨折跌伤疼痛。

16）骨碎补茶

组成：骨碎补 50 克，桂枝 15 克。

用法：将上药同煎煮。代茶饮。

主治：可辅治骨折，身体偏寒者尤宜。

17）鸡血藤酒

组成：鸡血藤 60 克，白酒 500 克，冰糖 60 克。

用法：将鸡血藤、冰糖浸入白酒中，泡 7 天后即可。口服，每次 20 毫升，日服 2 次。

主治：辅治上肢扭挫伤者。

18）接骨丹

组成：土鳖虫 10 克，自然铜 15 克，血竭 15 克，骨碎补 25 克，当归 25 克，乳香、没药各 25 克，硼砂 5 克，大半夏

（制）15克，半两钱1文（此味如无，不用亦可）。

用法：上药共为细末，每服0.24克或0.5克，酒服。

主治：骨折。

19）接骨紫金丹

组成：土鳖虫10克，乳没10克，自然铜（制）5克，骨碎补10克，大黄5克，血竭5克，硼砂2.5克，归梢5克，红花5克。

用法：水煎，酒服。

主治：骨折。

20）接骨紫金丹又方

组成：当归7.5克，熟地10克，赤芍52.5克，土鳖虫10克，乳香、没药各15克，骨碎补10克，血竭5克，自然铜7.5克，延胡索7.5克，桂枝5克，红花5克，木香7.5克，丹皮7.5克，甘草2.5克。

用法：水煎，酒服。

主治：骨折。

21）接骨丸

组成：螃蟹（焙黄）8个，乌鸡骨100克，煅自然铜50克，血竭20克，甲珠30克，甜瓜子100克，骨碎补150克，猪下巴骨100克，制马钱子10克，地龙50克，麻黄30克。

用法：炼蜜为丸，每丸重6克，一日3次，黄酒或开水送服。

主治：骨折患者中、后期，骨折愈合迟缓。

22）强筋壮骨丸

组成：紫河车一具，何首乌100克，补骨脂100克，千年健50克，甘草50克，龟甲50克，豹骨30克，猴骨100克，狗骨 100 克，鹿角胶 50 克，三七 30 克，黄芪 100 克，红参 30 克。

用法：炼蜜为丸，每丸重 6 克，1 日 3 次，黄酒或开水送服。

主治：骨折迟缓愈合或骨不连，骨折身体虚弱的患者。

23）接骨散

组成：飞天蜈蚣 100 克，接骨木 100 克，九香虫 50 克，竹节虫 30 克，龙骨 100 克，牡蛎 100 克，自然铜 50 克，桂枝 30 克，碎蛇 30 克，菌灵芝 30 克。

用法：共研为细末，1 日 2 次，每服 9 克，黄酒或开水送服。

主治：外伤性骨折中、后期。

24）一字散

组成：五灵脂（别研）、川乌头（去皮、脐，生用）、没药（别研）、草乌头（去皮、脐、生用）各 120 克，地龙、乳香各 25 克（别研），麝香（别研）1.5 克，朱砂（别研）0.9 克，白胶香 30 克。

用法：上药研为细末。每次 0.3 克，温酒调服。腰以上伤损，食后服；腰以下伤损，食前服。觉麻为验，未麻加药，麻甚即减。

主治：打仆伤损，筋伤骨折早期。

25）一盘珠汤

组成：续断 15 克，生地 12 克，川芎 12 克，广木香 6 克，红花 6 克，泽兰 12 克，当归 12 克，赤芍 12 克，苏木 12 克，桃仁 6 克，乌药 12 克，大黄 6 克，甘草 6 克，制乳香 9 克，制没药 9 克，丹参 9 克，三七粉 6 克。

用法：水煎服。每日 1 剂。

主治：骨折后 1 ~ 2 周内，血瘀经络，气血不利之疼痛、肿胀、关节屈伸不利。

26）人中白散

组成：人中白（醋淬）。

用法：上药研为末。每次 1.5 克，用酒送服。

主治：闪挫跌仆早期，伤骨极重者。

27）三神散

组成：黑豆（连皮炒）60 克，当归（酒浸，切，焙）、熟干地黄（焙）各 30 克。

用法：上药制为细散。每次 1.8 克，食前温酒调服。

主治：拗折伤肿早期，瘀肿疼痛。

28）干地黄散

组成：干地黄、当归、羌活、苦参各 15 克。

用法：上药研末。每次 1.5 克，酒送服。每日 3 次。

主治：折骨断筋早期疼痛。

29）止痛散

组成：黄麻（烧灰）60 克，头发（烧灰）30 克，乳香 15 克。

用法：上药研为末。每次 9 克，温酒调服。

主治：折伤筋骨早期。

30）止痛散

组成：归身、西红花各 9 克，血竭 3 克，乳香、没药各 9 克，三七 6 克，麝香 3 克。

用法：上药研为细末，玻璃瓶收贮。每次 1.5 ~ 3 克，黄酒送服。

主治：骨折早期，手术前预服。

31）内托散

组成：当归 15 克，熟地黄（酒浸）、木鳖子、川芎、草乌、芍药、细辛各 30 克，自然铜（火煨，醋淬，为末）6 克。

用法：上药研为末，酒煮为丸，如麻子仁大。每次 5 克，温酒送服，不拘时候。或研为末，木瓜调酒下。

主治：骨折早期。

32）活血汤

组成：柴胡 6 克，归尾 9 克，赤芍 9 克，桃仁 9 克，鸡血藤 15 克，枳壳 9 克，红花 5 克，血竭 3 克。

用法：水煎服。每日 1 剂。

主治：骨折早期，瘀肿疼痛者。

33）活血止痛汤

组成：大黄 10 克，地鳖虫 10 克，当归 15 克，川芎 15 克，赤芍 12 克，泽兰 10 克，制乳香 10 克，制没药 10 克，续断 10 克，自然铜 10 克，毛姜 10 克，红花 10 克，桃仁 10 克。

用法：水煎服。每日 1 剂。

主治：骨折恶血留内，瘀结疼痛早期。

34）新伤续断汤

组成：当归尾 12 克，地鳖虫 6 克，乳香 3 克，没药 3 克，丹参 6 克，自然铜（醋煅）12 克，骨碎补 12 克，泽兰叶 6 克，延胡索 6 克，苏木 10 克，续断 10 克，桑枝 12 克，桃仁 6 克。

用法：水煎服。每日 1 剂。

主治：骨折损伤初、中期。

35）九分散

组成：乳香、没药、制马钱子、麻黄各 120 克，地鳖虫、自然铜各 120 克。

用法：上药研为细末。每次 2.7 克，温开水送服。

主治：跌打损伤中期，筋骨受损，红肿疼痛，或刑杖之伤。

36）正骨散

组成：麻黄（去节）、木贼（去节）、炒甘草各等量。

用法：上药研为细末。每次 6～10 克，热酒调服，每日 2 次，不拘时候。

主治：打仆损伤，骨折筋断中期。

37）正骨散

组成：地鳖虫（大者）10 个，母丁香（有窠者）1 个，巴豆（取霜）1 粒，没药 0.3 克，自然铜（煅，酒淬 3 次）3 克，麝香（取当门子 0.3 克）1 粒。

用法：上药研为细末。每周 0.3 克，先以酒漱净口，吐去，以酒一口送药下，再咽一口。暖室住歇，以手扶损处。

主治：跌打伤重，损折（骨折）不能动覆者。

38）军中跌打丸

组成：当归 30 克，地鳖虫 30 克，川芎 30 克，血竭 30 克，没药 30 克，麻黄、自然铜、乳香各 60 克。

用法：上药研为细末，炼蜜为丸，每丸重 3 克。每次 1～2 丸，温开水送服，每日 1～2 次。

主治：跌打损伤中期，筋断骨折，瘀血攻心等症。

39）龙参接骨丸

组成：人参，地龙。

用法：上药研为末，炼蜜为丸，每丸重 6～9 克。每次 1～2 丸，1 日 2 次。

主治：骨折中、后期，瘀已消，痛已减，骨折尚未愈合。

40）壮骨强筋汤

组成：续断 9 克，川芎 6 克，骨碎补 9 克，当归 9 克，红花 3 克，熟地 12 克，桃仁 6 克，甘草 3 克，补骨脂 9 克，煅自然铜9克，怀牛膝9克，制乳香3克。

用法：水煎服。每日1剂。

主治：骨折、伤筋的中、后期。

41）壮筋续骨丹

组成：当归、白芍、茯苓、莲子肉、鹿角霜、补骨脂、骨碎补、续断、肉苁蓉、熟地各100克，儿茶、红花、酒川军、丁香、木香、血竭（另研）、冰片（另研）各50克，牡丹皮、五加皮、三七（另研）、乳香各30克，朱砂（另研）、甘草各25克。

用法：除血竭、三七、冰片、朱砂另研外，其余药共研为细末，与血竭等四味药末和匀，炼蜜为丸，每丸重10克。成人早、晚各服1丸，儿童酌减。

主治：骨折、脱位、伤筋中期。

42）跌打补骨丸

组成：三七30克，五加皮60克，杜仲90克，苏木60克，酒续断90克，红花60克，血竭30克，骨碎补90克，酒防风60克，白芷60克，当归尾60克，桃仁60克，扁豆60克，酒大黄30克，泽泻90克，茯苓90克，川芎30克，白术90克，枳壳60克，广木香60克，桔梗60克，醋煅自然铜150克。

用法：上药研为末，炼蜜为丸，每丸重9克。每次1丸，每日早、晚各1次，黄酒送服。

主治：跌打损伤，骨折中期。

43）跌打营养汤

组成：枸杞15克，当归6克，川芎4.5克，白芍9克，淮山药15克，西洋参3克（或党参15克），木瓜9克，砂仁3克，甘草3克，骨碎补9克，续断9克，熟地15克，黄芪9克，补骨脂9克，三七4.5克。

用法：水煎服。每日 1 剂。

主治：骨折中、后期。

44）八珍散

组成：当归（去芦）、川芎、熟地黄、白芍药、人参、炙甘草、茯苓（去皮）、白术各 30 克。

用法：上药研为细末，每次 9 克，加水 450 毫升生姜 5 片、大枣 1 枚，煎至 310 毫升，去滓，口服，不拘时候。

主治：骨折后期，或损伤失血过多，气血两虚。面色苍白或萎黄，头晕眼花，四肢倦怠，气短懒言，心悸怔忡，食欲减退，舌质淡、苔薄白，脉细虚。或创面流脓清稀。

45）人参散

组成：人参、白术、肉桂、续断、黄芪、当归、乌药，各等量。

用法：水煎服。每日 1 剂。

主治：接骨之后，无力，不能行动。

46）人参养荣汤

组成：熟地、五味子、茯苓各 7 克，肉桂心 1 克，远志 5 克，党参、白术、炙黄芪、炙甘草、陈皮、当归、白芍、大枣、生姜各 10 克。

用法：水煎，其中肉桂心焗服或研末冲服，每日 1 剂，按以上药量比例，共研为细末，其中姜、枣煎浓汁为丸如绿豆大。每次 10 克，每日 2 次。

主治：骨折、损伤后期气血虚弱，面色萎黄，心悸，健忘，或阴疽溃后久不收敛。

47）右归丸

组成：熟地黄 250 克，淮山药 120 克，山茱萸肉 120 克，枸杞子 120 克，菟丝子 120 克，杜仲 120 克，鹿角胶 120 克，当归90克，附子60克，肉桂60克，蜜糖适量。

用法：上药研为细末，炼蜜为小丸。每次10克，每日1～2次。

主治：骨折及软组织损伤后期，肝肾不足、精血虚损而致神疲气怯，或心跳不宁，或肢冷痿软无力。

48）左归丸

组成：熟地黄250克，淮山药120克，山菜萸肉120克，枸杞子120克，菟丝子120克，鹿角胶120克，龟甲120克，川牛膝120克，蜜糖适量。

用法：共研为细末，炼蜜为丸，如豆大。每次10克，每日1～2次，饭前服。

主治：骨折后期或损伤日久，肾水不足，精髓内亏，腰膝腿软，头昏眼花，虚热，自汗，盗汗等证。

49）加味益气丸

组成：党参、黄芩各15克，黄芪、生山药各30克，归身9克，柴胡、牛膝各12克，陈皮、升麻、防风各3克，甘草6克。

用法：上药研为细末，水为丸。每次9克，每日3次。或水煎服。

主治：骨折后期气血虚滞，面色㿠白，肢体虚肿，关节不利。

50）壮骨丸

组成：当归、熟地、党参、生姜、红花、补骨脂、刘寄奴各100克，赤芍、杜仲、木瓜、川芎各50克，川断、五加皮各75克，黄芪150克。

用法：上药研为末，炼蜜为丸，每丸重6克，每日早、晚各服1丸，白水送服。

主治：骨折及软组织损伤后期。

51）壮筋续骨丹

组成：当归、补骨脂、菟丝子、党参、刘寄奴各 60 克，熟地 120 克，骨碎补、黄芪、地鳖虫各 90 克，川芎、白芍、杜仲、桂枝、三七、虎骨、木瓜各 30 克，续断、五加皮各 45 克。

用法：上药研为细末，糖水调丸。每次 12 克，温酒送服。

主治：骨折、脱位、伤筋后期，筋骨软弱无力。

52）舒筋汤

组成：当归 12 克，陈皮、羌活、骨碎补、五加皮、木瓜各 9 克，伸筋草、桑寄生各 15 克。

用法：水煎服，每日 1 剂。

主治：骨折及关节脱位后期，或软组织病变所致的筋络挛痛。

53）家庭秘方验方

组成：古铜钱末适量。

用法：将古铜钱烧红淬入好醋内，再烧再淬，连制 7 次。取其碎渣研为细末，每次以酒冲服 6 克，其骨自接。

主治：各种骨折。

54）家庭秘方验方

组成：大红月季花瓣适量。

用法：将上药阴干后研末，1 次 0.03 克，好酒冲服，卧床盖被调养。

主治：各种骨折。

55）家庭秘方验方

组成：活蟹适量。

用法：取活螃蟹 1~2 只，生捣如泥，用滚酒冲服。

主治：各种骨折。

▶ （十一）网球肘 ◀

【概述】

网球肘又称肱骨外上髁炎，亦称肱桡关节滑囊炎、肱骨外髁骨膜炎，因网球、羽毛球运动员较常见，故又称网球肘。家庭主妇、砖瓦工、木工等长期反复用力做肘部活动者，也易患此病。一般在肱骨外上髁处有局限性压痛点，有时压痛可向下放射，甚至在伸肌腱上也有轻度压痛及活动痛。局部无红肿，肘关节伸屈不受影响，但前臂旋转活动时可疼痛。严重者伸指、伸腕或执筷动作时即可引起疼痛。有少数患者在阴雨天时自觉疼痛加重。

【发病原因】

多因慢性劳损致肱骨外上髁处形成急、慢性炎症所引起，急性扭伤或拉伤亦可引起，一般无明显的外伤史。多见于需反复做前臂旋转、用力伸腕的成年人，好发于右侧。当前臂做旋前活动时，如腕关节同时做背伸、尺偏的联动动作，则肱骨外上髁炎的伸肌群，尤其是桡侧伸腕长短肌的附着处受到牵拉，如此经常反复，则可引起损伤。

【诊断方法】

起病缓慢，初起时表现为在劳累后偶感肘外侧疼痛，延久逐渐加重，疼痛甚至可向上臂及前臂放射，影响肢体活动，作拧毛巾、扫地、端壶倒水等动作时疼痛加剧，前臂无力，甚至持物落地。检查时可发现桡侧腕短伸肌起点即肘关节外上处压

骨关节及软组织损伤

痛。关节活动度正常，局部肿胀不常见。患者前臂内旋，腕关节由掌屈再背伸重复损伤机制时，即会出现肘关节外上部疼痛。X线摄片检查多属阴性，偶见肱骨外上髁处骨质密度增高的钙化阴影或骨膜肥厚影像。

【治疗手段】

1. 推拿治疗

1）治法一

手法：在肘部疼痛点及周围作按摩、拿捏手法，共做3~5分钟，使局部微热，血行流畅。然后医者一手托住患肘的内侧，手握住患肢的腕部，先伸屈肘关节数次，然后将肘关节快速屈曲数次，并同时做旋转活动。如直肘旋后位，快速屈曲同时旋前；直肘旋前位，快速屈曲同时旋后。各做3~5次，可松解粘连，减轻疼痛。

主治：肱骨外上髁炎。

2）治法二

弹筋：患者取坐位，医者一手握住患者腕部，另一手拇指触于肘外侧前臂伸肌总腱部位，进行弹拨。反复操作2~3次。以达到分离肌腱粘连的目的。

摇扳：医者一手拿患者腕背侧，另一手拿住肘部，以肘关节为轴心，做顺向旋转前臂数次，然后在前臂极度旋前、腕关节掌屈位，将肘关节逐渐接近伸直位时，双手突然交错用力一扳，使肘关节急剧伸直。此时可听到响声，以松解组织粘连。

主治：肱骨外上髁炎。

3）治法三

手法：患者正坐，一助手拿患肢前臂上端。术者一手握大拇指与助手相对拔伸，另一手用大拇指沿桡侧伸腕肌腱自下而上反复用顺法、捻法，直至腕关节活动时捻发音消失为止。或者病人取坐位，患肢前臂下垫枕，背侧向上，医生沿桡侧腕伸长、短肌的方向按揉，手法宜轻快柔和，同时对前臂的伸肌用轻快的拿法上下往返治疗；从腕部桡侧沿外展拇长肌及拇伸短肌的方向到前臂近端用擦法治疗，以透热为度，再用热敷，但不宜过烫，推拿治疗后用绷带包扎固定。

主治：网球肘。

2. 针刺治疗

1）治法一

取穴：冲阳穴。

治法：毫针常规刺，中等刺激，局部火针点刺。

主治：网球肘。

2）治法二

取穴：肩外陵（腋外线中点）。

治法：斜刺，每周3次，每次30分钟，10分钟行针1次，5次为1疗程。

主治：网球肘。

3）治法三

取穴：同侧膝阳关，配穴为犊鼻、阳陵泉、足三里。

治法：常规针刺，得气后行提插、捻转泻法，留针20分钟，每日1次，10次为1疗程。

主治：网球肘。

4）治法四

取穴：曲池穴外0.5寸（即肱骨外上髁内缘）为第一主穴，其上、下0.5寸处各配1穴。

治法：常规刺得气为止，每10分钟行针1次，留针40分钟，每日治疗1次，7次为1疗程。

主治：网球肘。

3. 灸法治疗

1）隔物灸：将生川乌、生草乌、生半夏、川椒、乳香、没药、麻黄、生南星、樟脑等用白酒浸泡成药酒。施灸前，取生姜切成厚约0.3厘米的片，用药酒浸泡待用，在疼痛部位最明显处，根据痛处面积的大小，将药姜片1~2块平放于穴处，上置艾炷点燃，每穴连灸3壮，2日1次。

2）用麝香1克，硫黄20克，乳香、没药、血竭各10克制成药锭施灸，先将硫黄于铜勺内熔化，次入乳香、没药、血竭熔化，最后入麝香，全部熔化后，倾注于一平板玻璃上，待冷却后，分成若干小块，装瓶密封备用，治疗时取一黄豆大小药锭置于肱骨外上髁压痛点处，用明火点燃，使药锭熔化，略灼伤皮肤，速用一块大小5厘米×5厘米胶布贴之，1周施术1次。

3）局部常规针刺后，阿是穴处隔姜灸5壮，3个疗程后基本痊愈。

主治：肱骨外上髁炎。

4. 拔罐治疗

治法：取曲池、手三里、肘髎拔火罐。如配合在压痛点处用皮肤针叩击局部至出血，再拔火罐5分钟，效果更佳。

主治：肱骨外上髁炎。

5. 偏方验方（内服）

1）薏苡粥

组成：薏苡仁150克，薄荷15克，荆芥15克，葱白15克，豆豉50克。

用法：将薄荷、荆芥、葱白、豆豉择洗干净后，放入干净的锅内，注入清水约1500毫升，烧开后用文火煎约10分钟，滤取原汁盛于碗内，倒去药渣，将锅洗净。薏苡仁洗净后倒入锅内，注入药汁，置火上煮至薏苡仁开裂酥烂即可。食用时可略加食盐调味，宜空腹时食用。

主治：网球肘。

2）牛膝茎叶粥

组成：牛膝20克，粳米100克。

用法：牛膝茎叶晒干，每次取20克左右，加水200毫升，煎至100毫升，去渣留汁，入粳米100克，再加500~700毫升水，煮成稀粥。每日早晚，温热顿服。10天为1疗程。

主治：网球肘。

3）桑寄生煲鸡蛋

组成：桑寄生15~30克，鸡蛋1~2个。

用法：桑寄生洗净切片，与鸡蛋加水同煮熟，去壳取蛋后再煮片刻。吃蛋饮汤。

主治：血虚气亏，血不荣筋引起的网球肘。

（十二）牵拉肘

【概述】

牵拉肘，即小儿桡骨头半脱位，俗称"肘错环""肘脱环"，多发生于5岁以下的幼儿，是临床中常见的肘部损伤。1～3岁幼儿发病率最高，左侧比右侧多见。因小儿桡骨头发育尚不完全，头、颈直径几乎相等，环状韧带松弛，故在外力作用下容易发生半脱位。受伤肘部可呈现半屈曲位，自觉肘外侧部疼痛，前臂呈旋前位而垂于体侧，功能活动障碍，尤其不能旋后、屈伸及取物活动，且桡骨小头处有明显压痛。

【发病原因】

多因患儿肘关节在伸直位时，腕部受到过度纵向牵拉所致。如穿、脱衣服或行走时跌倒，腕部被成人握住，由于肘部突然受牵拉力，肱桡关节间隙加大，关节内负压骤增，关节囊和环状韧带被吸入肱桡关节间隙，桡骨头被环状韧带卡住，阻碍回复而形成桡骨头半脱位，即牵拉肘。

【诊断方法】

幼儿的患肢有纵向被牵拉损伤史。患者因疼痛而啼哭，并拒绝使用患肢，亦怕别人触动。肘关节呈半屈曲位，不肯屈肘、举臂；前臂旋前，不敢旋后。触及伤肢肘部和前臂时，患儿哭叫疼痛，桡骨头处有压痛，局部无明显肿胀，X线检查常不能发现异常改变。

【治疗手段】

1. 推拿治疗

整复手法：让患儿取坐位或由其家属抱坐，术者用与患者伤肢同侧的手握住伤肢腕部，另一手拇指压于桡骨小头处，其余4指握住肘关节，先进行牵引，再屈肘，在屈肘位，使前臂旋后，在旋后位做伸直牵引，在旋后伸直位再做屈肘，在屈肘位再旋前，在旋前位，再做伸直牵拉。在做这些手法时，无论何时，只要拇指触及响动，即说明已经复位，可让患儿试取物品，如玩具等。如未能整复，可再反复作一遍。

主治：小儿桡骨小头半脱位。

2. 偏方验方（外用）

1）消肿散

组成：飞天蜈蚣5000克，生地500克。

用法：将上药共研细末备用。用凡士林、酒、水各半等量调敷患处，新伤24小时内用冷敷，超过24小时加热调敷。

主治：骨折及脱位的早期，一切跌打扭挫伤，肌肉及韧带损伤局部瘀肿者。

2）跌打定痛散

组成：生大黄500克，蒲公英500克，见肿消500克，透骨消500克，散血草500克，马钱子30克，乳香50克，没药50克，冰片30克。

用法：将上药共研细末备用。用凡士林、酒、水各半调敷患处，损伤一天内冷敷，超过一天加热调敷患处。

主治：一切损伤、挫闪伤局部瘀肿者，骨折及脱位早期血肿明显者。

3）上肢损伤洗方

组成：伸筋草 15 克，透骨草 15 克，荆芥 9 克，防风 9 克，千年健 12 克，刘寄奴 9 克，红花 9 克，桂枝 12 克，苏木 9 克，威灵仙 9 克，川芎 9 克。

用法：上药煎水，熏洗患处，每日洗 2~3 次，每剂药可洗 5~6 次。

主治：上肢骨折、脱臼、扭挫伤后筋络挛缩，酸痛，以及气血瘀阻，关节不利。

4）四肢损伤洗方

组成：桑枝、桂枝、伸筋草、透骨草、牛膝、木瓜、乳香、没药、红花、羌活、独活、落得打、补骨脂、淫羊藿、萆薢适量。

用法：煎水熏洗患处。

主治：四肢骨折、脱位、扭挫伤后筋络挛缩酸痛。

3. 偏方验方（内服）

1）益母草膏

组成：益母草汁 40 毫升，生地汁 20 毫升，白蜜（生）60 克。

用法：上药和匀，滤去渣，入银、石器中，慢火煎，不住手搅，候如稀糊，以瓷盒盛装。每服一匙，用温水化下，不拘时。

主治：辅治关节脱位及跌打筋伤。

2）三七药酒

组成：三七 30 克，莪术 40 克，全蝎 10 克，土鳖虫 30 克，补骨脂 50 克，淫羊藿 50 克，四块瓦 60 克，叶下花 80 克，当归 60 克，牛膝 50 克，五加皮 60 克，川乌（制）20 克，苏木 40 克，大血藤 60 克，川芎 30 克，血竭 10 克，红花 20 克，乳香 30 克，没药 30 克，延胡索 40 克，香附 40 克，白酒适量。

用法：上料浸泡白酒中，以酒过药而为度。泡7天以上即可使用。口服，1次10~15毫升，1日1次。

主治：用于跌打损伤、关节脱位、风湿骨痛、四肢麻木。

3）壮筋续骨丹

组成：当归、白芍、茯苓、莲子肉、鹿角霜、补骨脂、骨碎补、续断、肉苁蓉、熟地各100克，儿茶、红花、酒川军、丁香、木香、血竭（另研）、冰片（另研）各50克，牡丹皮、五加皮、三七（另研）、乳香各30克，朱砂（另研）、甘草各25克。

用法：除血竭、三七、冰片、朱砂另研外，其余药共为细末，与血竭等四味药末和匀，炼蜜为丸，每丸重10克。成人早、晚各服1丸，儿童酌减。

主治：骨折、脱位、伤筋。

【概述】

肌腱炎和腱鞘炎通常同时发生。衬有滑膜的腱鞘一般为炎症最重的部位，但炎症反应可累及其所包裹的肌腱。受累肌腱一般在活动时疼痛。由于渗液积聚和炎症，受累肌腱的腱鞘可有明显肿胀；或者虽无渗液，但当肌腱在腱鞘内活动时出现摩擦感或听诊器能够听到摩擦音。沿着肌腱有程度不同的触痛，这种触痛可相当剧烈，使患部因疼痛失去活动能力。

【发病原因】

本病多见于木工、砖瓦工等，亦见于从事伸肘腕活动的劳动者。由于肌腱血液供应不良和反复遭受轻微外伤常导致较大损伤。反复或剧烈外伤、劳损、运动等为最常见的致病原因。某些全身性疾病和血胆固醇升高（Ⅱ型高脂血症）同样也能累及腱鞘。

【诊断方法】

起病较快，有明显的劳损病史。以右侧前臂多见，发病与手腕部过度频繁活动和劳动有关。诊断时以触诊肌腱为主，前臂桡背侧下三分之一的桡侧腕伸肌腱呈条索状肿胀、疼痛，有明显压痛、局部灼热感，腕部活动受限。嘱患者握拳并做腕关节强力伸屈时，腕部疼痛加重，并有摩擦感或闻及捻发音。X线检查，可见肌腱及其腱鞘有钙质沉积，也有助于本病的诊断。

【治疗手段】

1. 推拿治疗

1）治法一

拨、揉缺盆：患者端坐。医者一手扶患者肩，另一手拇指置于患侧缺盆穴周围反复拨、揉臂丛神经，直至酸麻感向下窜至前臂及手指。

拨桡神经沟：患者取坐位。医者一手托患侧上肢肘关节，另一手拇指置于患肢上臂三角肌下桡神经沟处反复拨动，直至前臂酸麻。

揉前臂：患者取坐位，肘关节略屈伸。医者一手拇指置于肱骨外髁，轻轻揉动约2分钟后，沿腕伸肌肌腱依次向下揉动至腕，同时另一手以虎口拿患者腕关节尺侧左右摇动，使腕伸肌在医者拇指下来回滚动。

推法：患者坐位，医者以双手拇指从患者上臂沿手阳明大肠经、手太阳小肠经、手少阳三焦经向下反复推动2~3遍。

搓法：患者坐位。医者双手掌对置于患者上臂向下搓动，当搓至前臂时，动作宜轻而柔和，频率逐渐加快，以深层软组织发热为度。

主治：腕部指总伸肌腱炎。

2）治法二

手法：病人取坐位，患肢前臂下垫枕放于桌子上，背侧向上，医生沿桡侧伸腕长短肌的方向按、揉，手法宜轻快柔和，以前臂有热感和酸胀感为度，同时对前臂的伸肌用轻快的拿法上下往返治疗。

病人取坐位，患臂伸出，医者用右手拇、中指按揉合谷、外关及阿是穴，手法稍重，以有酸胀得气感为度，每穴两分钟。

患者取坐位,从腕部桡侧沿外展拇长肌及伸拇短肌的方向到前臂近端用擦法治疗,以透热为度。再用活血化瘀药物热敷,但不宜过烫。

主治:腕部指总伸肌腱炎。

3)治法三

手法:医者左手托住患者手腕,右拇指在结节部做按压、横向推动、纵向推按等动作,最后握住患指末节向远端迅速拉开,如有弹响声则效果更好。每日或隔日1次。

主治:腕部指总伸肌腱炎。

2. 针刺治疗

1)治法一

取穴:阿是穴,或取内关、大陵、合谷、后溪、神门等穴。

治法:用火针点刺3～5针,根据情况选2～3个穴位针刺。

主治:腕部指总伸肌腱炎。

2)治法二

取穴:主穴取大陵、内关、阳池、外关、外劳宫透内劳宫,配穴以腕关节疼痛为主加间使、神门、阿是穴,以手指麻木为主加四缝、八邪,伴大鱼际萎缩者加鱼际、合谷透后溪。

治法:先针刺阳经经穴,后针刺阴经经穴,留针30分钟,其中外劳宫透内劳宫以患者手心有酸胀感为度。隔日针1次,10次为1疗程,相邻两个疗程间隔2天。

主治:腕管综合征。

3. 灸法治疗

治法:将艾绒做成麦粒大小,置于压痛最敏感处点燃,每次 3~5 壮，每周 3 次，1~2 周为 1 疗程。

主治：腕部指总伸肌腱炎。

4. 偏方验方（外用）

1）中药熏洗方

组成：桃仁 20 克，红花 15 克，当归 15 克，赤芍 15 克，生地黄 15 克，川芎 15 克，伸筋草 40 克，艾叶 30 克，桂枝 15 克，鸡血藤 30 克，三棱 12 克，莪术 12 克。

用法：上药水煎为 500 毫升后用毛巾蘸中药后敷于腕部，冷却后将热中药渣敷于腕部，1 日 1 次，10 次为 1 疗程，相邻两个疗程间隔 2 天。共治疗两个疗程。

主治：腕管综合征。

2）栀姜膏

组成：栀子、姜黄、大黄、红花各适量。

用法：上药共研细末，消毒后与凡士林按 1：5 比例调匀，备用。将患处皮肤洗净，用药膏涂均匀后加敷料包扎固定，每 4 天换 1 次，12 天为 1 疗程，治疗时间为 2~3 个疗程。

主治：慢性腱鞘炎。

5. 偏方验方（内服）

杜仲温通酒

组成：杜仲 20 克，生地黄 150 克，当归、乌头、川芎各 75 克。

用法：将上 5 味药共切细，加入 2000 毫升白酒中，密封浸泡 5 天后开取，过滤去掉药渣，即可服用。口服，不定时，适量饮服。

主治：腕伤，腰痛等。

▶ （十四）手掌痛 ◀

【概述】

手掌痛可因掌骨骨折引起，亦可因手腕肌腱炎引起，腱鞘炎感染可以沿腱鞘蔓延至大肌腹，局部穿刺有时有脓液。X线拍片骨多无明显改变，病变晚期，可有骨与关节的破坏，由于炎症脓液的侵蚀可形成局部肌肉坏死而引起手指僵硬、手背筋骨痛等各种并发症。常表现为手指麻木、水肿、刺痛、敏感性下降，或者按上去有痛感，弯曲手指握东西感到困难、无力，手指一活动就加重不适感。

【发病原因】

可以由受伤、手掌过度劳损、骨关节炎、免疫疾病、感染等引起。

【诊断方法】

该病多有劳损病史，局部常有压痛和硬结，因腱鞘炎感染引起时局部穿刺有脓液，而X线拍片显示骨多无明显改变。

【治疗手段】

1. 推拿治疗

1）治法一

手法：患者坐于凳子上，医者站在伤臂外侧，一手拿捏固定第1掌骨，另一手拿拇指末节，向远端拔伸时轻轻摇晃，牵拉时屈伸掌指关节，然后用拇、示二指捏掌指侧副韧带，轻轻做捻揉手法，以患者感觉舒适轻松为度。

主治：第 1 掌指关节侧副韧带损伤。

2）治法二

手法：用拔伸摇晃、屈伸掌指关节手法。在揉捏时，不能捏两侧掌指侧副韧带，用拇指指腹或示指指腹，让掌指关节屈曲，在受伤侧的侧副韧带处作揉捻手法。

主治：第 2～5 掌指关节损伤。

3）治法三

按揉法：术者以左手扶持患肢远端，右手掌根或拇指沿桡尺、胫腓前后侧分别由远端向近端进行连环按揉 15～20 次，手法由轻渐重，用力直达深层组织。

摩擦法：术者仍以左手扶持患肢远端，用右手掌根沿桡尺、胫腓前后侧分别进行梳发式由远向近摩擦 15～20 次，在患者耐受范围内，用力进行手法操作。

分推法：术者用双手拇指并行沿尺桡、胫腓前后侧分别进行由远端向近端直推或分推 15～20 次，在患者耐受范围内，用力直达深处。

拿捏法：术者用两手拇指与四指分别置于患肢两侧，由远端向近端将患部肌肉或韧带用力拿捏（拿起），在患者耐受范围内反复进行 25～30 次。

环摩法：以左手扶持患肢远端，用右手掌部自远端向近端沿尺桡、胫腓前后侧分别进行连环型按摩 15～20 次，在患者耐受范围内由轻渐重用力进行手法操作。

震击法：术者以右手小鱼际的侧面接触患肢，沿桡尺、胫腓前后侧分别进行由远端向近端震击，用力先轻后重，在患者耐受范围内反复进行操作 25～30 次。

屈伸法：术者以左手扶持关节处，右手握住患肢远端，力量由轻渐重，伸屈活动关节 25~30 次。

主治：以上手法每天进行一次，10 次为一疗程。用于治疗损伤后期肢端肿胀。

2. 针刺治疗

取穴：内关、中渚、阿是穴。

治法：常规刺法，留针 5 分钟，针刺的同时配合掌关节运动，每日或隔日 1 次，6 次为 1 疗程。

主治：手掌痛。

3. 偏方验方（外用）

1）熏洗法

组成：杜仲、续断、红花、枳壳、五加皮、木瓜、牛膝各 9 克。

用法：煎水，熏洗患侧掌骨骨折处，并配合相应关节的活动，每日 1~2 次，每次 30 分钟。

主治：掌骨骨折。

2）薛氏秘方验方

组成：川椒 15 克，食盐 9 克。

用法：将上药共研细末。用醋调药末成稀糊，每日早、晚各敷药 1 次。

主治：手掌痛。

3）中药热敷方

组成：伸筋草 30 克，透骨草 30 克，当归 30 克，川芎 30 克，苏木 30 克，木瓜 30 克，秦艽 30 克，威灵仙 25 克，川断 25 克，桂枝 25 克，羌活 25 克，独活 25 克，大黄 25 克，麻黄 15 克，苍术 25 克，泽兰 25 克，木鳖子 15 克，甘草 15 克。

用法：水煎，用两条毛巾轮换热敷，越热越好，以不烫伤皮肤、能耐受为度，每日热敷 2~3 次，水少时可续水加热，每剂可热敷 3~4 天，连续热敷 10 天为 1 疗程。

主治：损伤后期肢端肿胀。

（十五）弹响指

【概述】

弹响指一般指手指屈肌腱鞘炎，又称为狭窄性腱鞘炎或"扳机指"，好发于拇指，亦有单发于示指或中指者，少数患者为多个手指同时发病。是最为常见的手外科疾病之一，早期表现为患者在屈、伸指活动过程中，掌指关节掌侧感觉酸胀、疼痛，严重者会出现弹响，甚至交锁，导致屈、伸指功能障碍。这些症状以早晨起床时表现较重，午后部分症状有所减轻，寒冷刺激常可加重症状。小儿弹响指多累及拇指，而成人各指均可受累。

【发病原因】

小儿的弹响指也称为先天性狭窄性腱鞘炎，其病因是 A1 腱鞘异常增厚导致鞘管狭窄，屈指肌腱于 A1 腱鞘近端形成一个硬结状膨大，从而导致手指的屈伸功能障碍。

成人弹响指与患指劳损有关，由于在短时间内反复屈、伸患指，导致腱鞘组织发生无菌性炎性改变，最终致腱鞘增厚，鞘管狭窄。另一方面，由于劳损或妇女（妊娠或月经期）激素水平的变化，导致手指屈肌腱肿胀，而腱鞘的容积有限，所以，对于肿胀的肌腱也可形成狭窄性卡压。除了上述病因外，寒冷刺激、糖尿病、腱周滑膜炎、类风湿病等也可引发。

【诊断方法】

通常情况下，该病的发生有明确的劳损病史，加上渐进性的屈指酸胀、疼痛、弹响和交锁表现，一般都可以比较容易明确诊断。对于不典型的病例，还可行 B 超检查以助确诊。

【治疗手段】

1. 推拿治疗

1）治法一

按揉法：术者以左手扶持患肢远端，右手掌根或拇指沿桡尺、胫腓前后侧分别由远端向近端进行连环按揉 15～20 次，手法由轻渐重，用力直达深层组织。

摩擦法：术者仍以左手扶持患肢远端，用右手掌根沿桡尺、胫腓前后侧分别进行梳发式由远向近摩擦 15～20 次，在患者耐受范围内，用力进行手法操作。

分推法：术者用双手拇指并行沿尺桡、胫腓前后侧分别进行由远端向近端直推或分推 15～20 次，在患者耐受范围内，用力直达深处。

拿捏法：术者两手拇指与四指分别置于患肢两侧，由远端向近端将患部肌肉或韧带用力拿捏（拿起），在患者耐受范围内反复进行 25～30 次。

环摩法：以左手扶持患肢远端，用右手掌部自远端向近端沿尺桡、胫腓前后侧分别进行连环型按摩 15～20 次，在患者耐受范围内由轻渐重用力进行手法操作。

震击法：术者以右手小鱼际的侧面接触患肢，沿尺桡、胫腓前后侧分别进行由远端向近端震击，用力先轻后重，在患者耐受范围内反复进行操作 25～30 次。

屈伸法：术者以左手扶持关节处，右手握住患肢远端，力量由轻渐重，伸屈活动关节 25～30 次。

主治：弹响指。

2）治法二

手法：病人取坐位，在患者的掌指关节周围用轻柔的捻法往返治疗，同时配合掌指关节的伸屈活动和环旋摆动。

病人取坐位，医者一手的拇指和示指捏住患指的远端指骨，另一手握住患指的掌指关节近端进行对抗拔伸。

病人取坐位，医者以左手拇指及示指用力持握患手第一掌骨，以拇指放于患手拇指掌骨远端的尺侧，示指放于拇指掌骨远端的桡侧，医者以右手拇指掌面和屈曲的示指中节持握患手拇指近端，两手对抗牵引，牵引时屈曲其患指的掌指关节，并同时用中指指端抵住患手拇指掌骨远端掌侧（即腱鞘狭窄部），用力向尺侧推挤其腱鞘狭窄部，常有撕裂感。如医者中指无力时，可改用左手紧握其拇指，先做屈曲活动，再以右手拇指指尖与患者拇指腱鞘狭窄部呈垂直位，用力向桡侧推按挤压其狭窄部。

患者取坐位，以中指为例，术者以左手拇指及示指自其前侧捏住患手中指掌骨头两侧，以右手拇指及示指呈前后位捏住中指近侧指间关节，同时，用中指尖端抵住该指掌骨头颈的前侧（即腱鞘狭窄部），牵引屈曲其掌指关节，并以中指用力推、按、挤其狭窄部，常有撕裂感。如果医者中指无力时，可改用左手紧握其中指，先做屈曲活动，以右手拇指尖端与腱鞘狭窄部呈垂直位，用力推挤其窄部。

主治：弹响指。

3）治法三

手法：首先术者用左手的拇指和示指捏住患拇指远端，用右手示指轻轻揉捻患指的掌指关节和指间关节，在掌指关节两侧揉捻时，手法由轻到重，直至患儿啼哭。其次术者用左手把屈曲的拇指扳直，此时可闻及"咯嗒"一声，拇指被动伸屈，环转，摇晃患指的掌指关节及指间关节数次。最后，术者用拇指、示指和中指一起轻捋患拇指数次，方向由拇指根部向末端。

主治：儿童弹响指。

2. 偏方验方（外用）

1）中药热敷方

组成：伸筋草30克，透骨草30克，当归30克，川芎30克，苏木30克，木瓜30克，秦艽30克，威灵仙25克，川断25克，桂枝25克，羌活25克，独活25克，大黄25克，麻黄15克，苍术25克，泽兰25克，木鳖子15克，甘草15克。

用法：水煎，用两条毛巾轮换热敷，越热越好，以不烫伤皮肤、能耐受为度，每日热敷2～3次，水少时可续水加热，每剂可热敷3～4天，连续热敷10天为1疗程。

主治：损伤后期肢端肿胀。

2）中药熏洗方

组成：当归尾，川芎，白芷，红花，乳香，没药，伸筋草，透骨草，艾叶，羌活，桑枝各适量。

用法：上药适量，加水煎10～15分钟，加入白酒20毫升，熏洗，泡洗。每次30分钟，每日1～2次，每剂中药可连续煎洗7天，3剂为1疗程。

主治：弹响指。

3）自制药贴方

组成：花椒、徐长卿各15克，甘草10克，麝香壮骨膏。

用法：上药研末，装瓶备用，将麝香壮骨膏剪成4厘米×3厘米大小，将药末均匀撒于膏药上，药末厚约1～2毫米，然后贴敷患处，每日1次，4天为1个疗程，一般连用1～2个疗程可痊愈。

主治：弹响指。

3. 偏方验方（内服）

鸡血藤酒

组成：鸡血藤 60 克，白酒 500 克，冰糖 60 克。

用法：将鸡血藤、冰糖浸入白酒中，泡 7 天后即可。口服，每次 20 毫升，日服 2 次。

主治：辅治上肢扭挫伤者。

► （十六）腱鞘囊肿 ◄

【概述】

腱鞘囊肿是发生在关节或腱鞘内的囊性肿物，内含有无色透明或微呈白色、淡黄色的浓稠冻状黏液，是由于关节囊、韧带、腱鞘中的结缔组织退变所致的病症。多发于腕背和足背部。古称"腕筋结""腕筋瘤""筋聚""筋结"等。任何年龄均可发病，以青壮年和中年多见，女性多于男性。

起病缓慢，发病部位可见一圆形肿块，部分病例除局部肿物外，无自觉不适，有时有轻度压痛，严重时会给患者造成一定的功能障碍。多数病例有局部酸胀或不适，影响活动。囊肿大小与症状轻重无直接关系，而与囊肿张力有关，张力越大，肿物越硬，疼痛越明显。

【发病原因】

与慢性外伤有一定关系。可以是受伤、过度劳损（尤其见于手及手指）、骨关节炎，此外，一些系统免疫疾病，甚至是感染也有可能引起。长期重复关节活动的职业的人员，如打字员、货物搬运工或需要长时间电脑操作的人员都会引发或加重此病。常见患处有手腕、手指、肩部等位置，女性及糖尿病患者较易患上此病。

【诊断方法】

腱鞘囊肿最常见于腕背部，起势较快，增长缓慢，多无自觉疼痛，少数有局部胀痛。检查时可摸到一外形光滑、边界清楚的圆形肿块，表面皮肤可推动，无粘连，压之有酸胀或痛感。囊肿多数张力较大，肿块坚韧，少数柔软，但都有囊性感。囊肿的根基固定，几乎没有活动。B超检查可确定肿块的性质。X线摄片可判断周围骨关节有无改变。

【治疗手段】

1. 推拿治疗

1）揉按、拔伸：在发生囊肿局部用柔和的揉、按、搓治疗，使关节放松，再在囊肿局部按揉，以局部微充血为度，然后拔伸发生囊肿的关节，一手握住关节的远端，并用拇指按住囊肿，两手相对用力拔伸，在拔伸时，按住囊肿的拇指用力沿肌腱方向按压，挤碎囊肿，同时配合关节各方位的被动活动，行手法治疗后可以用加压绷带包扎患部。

2）扣挤法：患者腕背朝上，术者双手分握患腕两侧，双拇指探明囊肿的相对固定方向，继而屈曲拇指的指间关节，探压于囊肿一侧扣紧，不使滑动。挤压下摇腕片刻，可觉指下空沉伴"咕噜"响声，继而肿物迅速变小甚至消失，加压包扎2～3周。

3）刮筋法：位于手指关节部的小腱鞘囊肿，操作时以拇指指甲扣紧小囊肿，往回一刮囊肿即可随响声消散。

主治：腱鞘囊肿。

2. 偏方验方（外用）

1）熏洗方

组成：当归、川椒、透骨草、伸筋草、川断、海桐皮、威灵仙各25克。

用法：加水适量煎煮，将囊肿局部泡入温热药液中，再做关节伸屈活动，每日熏洗2次，每次30分钟。

主治：腱鞘囊肿。

2）栀姜膏

组成：栀子、姜黄、大黄、红花等。

用法：上药共研细末，消毒后与凡士林按1∶5比例调匀，备用。将患处皮肤洗净，用药膏涂均匀后加敷料包扎固定，每4天换1次，12天为1疗程，治疗时间为2～3个疗程。

主治：慢性腱鞘炎。

3. 偏方验方（内服）

1）大蒜烧茄方

组成：大蒜25克，茄子500克，清汤200克，葱白10克，生姜5克。食盐2克，白糖5克，酱油10克，味精1克，干淀粉10克，菜油50克。

用法：将鲜茄子撕去蒂，用清水洗净，剖成两瓣，在每瓣的表面上划成约1厘米宽的十字花刀，然后切成约4厘米长、2厘米宽的长方坎（深切不断），姜、葱洗后切成姜末，葱花、大蒜洗净表皮，切成两瓣，待用。炒锅置武火上烧热后，倒入菜油，烧至油泡散尽冒青烟时离开火口，待油温稍降后，将茄子逐个放入锅内翻炒，再下入姜末、酱油、食盐、蒜瓣及清汤，烧沸后，用文火焖10分钟，翻匀，撒入葱花，再用白糖、淀粉加水调成芡，取汁和匀，加入味精起锅装盘即成。佐餐食用。

主治：腱鞘囊肿。

2）泽兰炖团鱼

组成：活团鱼（甲鱼）一只，泽兰叶10克。

用法：活鳖先用热水烫，使其排尿后，切开，去肠脏。泽兰叶烘干，研末，纳入甲鱼腹内（甲与肉同用），加清水适量，放瓦盅中隔水炖熟，加少许米酒服用。每隔1天1次，连服 3～5 次显效。

主治：腱鞘囊肿。

3）利水消积酒

组成：黄芪 30 克，桂枝 15 克，猪苓 50 克，泽泻 50 克，茯苓皮 50 克，赤小豆 30 克，汉防己 30 克，萆薢 30 克，丹参 50 克，大黄 30 克，路路通 30 克，薏苡仁 100 克，地龙 30 克，乌梢蛇 50 克，车前子 50 克，广柑酒 3000 克。

用法：上药密封浸泡 7 天后备用。一日 2 次，每次服 20 克，饭后服。

主治：关节腔积液，腱鞘囊肿，头皮下血肿。

（十七）胸部挫伤

【概述】

胸部挫伤指由于暴力直接作用于胸壁软组织所致的损伤，有时可合并腹部损伤。以胸胁部疼痛、胀满为主证，是人们在日常生活和生产活动中较常见的损伤。

【发病原因】

由于外来暴力直接作用于胸部所致。如跌打、碰撞、堕坠、打击、压轧、刀刃、爆炸气浪的打击，以及各种机械冲撞人体的胸部等原因引起。

【诊断方法】

有直接暴力所致的挫伤史。钝性胸部损伤后早期容易误诊或漏诊。伤血型胸部挫伤证见胸部有固定性、局限性刺痛，因深呼吸或咳嗽时胸痛而加剧，翻身转侧困难，伤处微肿，压痛固定，局部可有青紫瘀斑，重者可有咯血、吐血、低热等。

【治疗手段】

1. 推拿治疗

1）治法一

手法：患者坐位，医者先用拇指点按章门、期门、大包、膻中、日月及相应背部的膀胱经腧穴，以行气止痛，然后掌揉、摩或擦胸胁部及肩背部患处，以解除肌肉痉挛。

患者正坐，使患侧在右。医者以右前臂自前向后插于腋下，以右前臂向上提拉（即拔伸）肩部，将移位的关节和痉挛的肌肉理顺，随后嘱患者用力大口吸气，医者以左手掌根部叩击右胸背侧患处一次，再令患者做深呼吸，则疼痛即可消失。

主治：胸部挫伤致胸胁疼痛。

2）治法二

手法：患者俯卧，胸部垫枕如"T"形，医者先用揉法在背脊部操作。

用拇指按揉上胸段夹脊穴、阿是穴及棘上有韧带剥离之处，然后双掌重叠，用掌根部着力自上而下依次按压胸椎棘突，即发生"咔、咔"响声，此时患者顿感诸症明显缓解。

继之按揉肩井、天宗，在上背部沿督脉及足太阳膀胱经循行部施用擦法。

患者俯卧，医者双手掌分别放在扭挫处背伸肌之上，向上推挤耸起的皮肤，同时用其他四指将耸起的皮肤轻轻抓起，然后两手掌适当用力向上耸推，可明显听到关节复位的声响，耸推后症状缓解，轻松舒适。

患者俯卧，医者立于患者身侧，将病变一侧棘突旁的皮肤抓提起来，运用提法自中线操作至肩胛部，如此反复 3~5 次，然后在另一侧操作。

患者取坐位，两手十指交叉放于枕项部，医者立于患者身后，一脚在凳子上，用膝髌部顶住胸椎偏歪一侧的棘突旁，双手从患者腋下向上穿出，紧握患者两前臂近腕端，医者两前臂背侧托抵住患者腋下部，然后医者用两臂在作用力向后向上的提拉动作的同时，膝髌部用力向前向健侧顶推，往往当即听到"咯噔"一声，随后立即松手，用掌根部轻轻按揉痛处。

主治：胸部挫伤致胸椎小关节紊乱症。

2. 针刺治疗

取穴：患侧中渚穴，病情重者加取内关。

治法：常规针刺，行呼吸补泻手法，将针提至皮下嘱患者用力咳嗽，留针10～20分钟，病程短者行呼吸补泻手法3次即可出针。留针期间照上法行针2～3次，出针时令患者重咳几声。

主治：胸胁部挫伤。

3. 拔罐治疗

治法：上述针刺治疗，若起针后尚有余痛者，可在局部用火罐治疗，每日1次。

主治：胸胁部挫伤。

4. 偏方验方（外用）

1）消肿散

组成：飞天蜈蚣5000克，生地500克。

用法：将上药共研细末备用。用凡士林、酒、水等量敷患处，新伤24小时内用冷敷，超过24小时加热调敷。

主治：骨折及脱位的早期，一切跌打扭挫伤，肌肉及韧带损伤局部瘀肿者。

2）跌打定痛散

组成：生大黄500克，蒲公英500克，见肿消500克，透骨消500克，散血草500克，马钱子30克，乳香50克，没药50克，冰片30克。

用法：将上药共研细末备用。

主治：一切损伤、挫闪伤局部瘀肿者，骨折及脱位早期血肿明显者。

3）消肿散

组成：肉桂、焦山栀各3份，川军、制附子各2份。

用法：共研为细末，用油或鸡蛋清调成糊状。然后外敷患处，包扎固定。

主治：跌打损伤局部肿痛，外科疮疡肿痛，尤其对有红、肿、热痛症状者疗效显著。

4）舒活酒

组成：血竭、三七、麝香、樟脑、冰片、薄荷、红花各适量。

用法：上药共溶于乙醇或白酒即成。组织损伤严重，有内出血者，可用药棉浸透舒活酒敷患部，加压包扎。陈旧性损伤，用舒活酒外擦并予按摩，每日1~2次，每次5~10分钟。

主治：各种新旧闭合性跌打损伤。

5. 偏方验方（内服）

1）石蟹酒

组成：活河蟹雌、雄各1只，大者更佳，或石蟹（形如蝤蛑）3~5只。

用法：取上药洗净后捣烂，加陈酒1000毫升，熬煮30分钟，然后取酒待温，若无活蟹，干蟹烧灰。用酒冲服亦可。口服，每日3次，每次30~50毫升。

主治：跌打疼痛，骨折等。

2）韭菜酒

组成：生韭菜或韭菜根30克，黄酒100毫升。

用法：将以上两味煮沸，或以韭汁调酒。口服，每天1~2次，酌量加热饮服。

主治：急性闪挫性扭伤的气滞血阻，心痛及赤痢等。

3）通络酒

组成：香附、松子各12克，当归18克，赤芍药、白芍药各6克，五灵脂、穿山甲、软柴胡各15克，甘草9克。

用法：将香附按常法炮制，再与其余各药共轧碎，加烧酒1000毫升，共置于坛内，密封浸泡20天即可。口服，每日2次，随量饮用。

主治：新旧跌打损伤，胸肋瘀肿疼痛。

4）鸡蛋两面针

组成：鸡蛋两个，两面针30克，砂糖适量。

用法：将鸡蛋、两面针加水适量，同煮至蛋熟，去壳后加红砂糖适量后再煮5分钟，去渣即可。每次1个，日服2次，吃蛋喝汤。

主治：辅治一般扭挫伤。

5）舒筋散

组成：延胡索、当归、桂心、牛膝、桃仁、续断各等分。

用法：上药研为末，每服2钱，酒调下，空腹服。

主治：闭合性跌打损伤。

6）立安散

组成：白牵牛10克，当归5克，肉桂10克，延胡索10克，杜仲（炒）10克，茴香（炒）10克，木香2.5克。

用法：共研为末，空腹服，酒下，两匙。

主治：闭合性跌打损伤。

7）辽阳市秘方验方

组成：当归20克，红花15克，骨碎补15克，土鳖虫10克，汉三七15克，乳香15克，没药15克，血竭15克。

用法：将上药共研为细末，成人每次服3~5克，日服2~3次，黄酒为引送服。

主治：胸部挫伤。

8）伤科承气汤

组成：大黄9克，芒硝9克，枳壳6克，厚朴9克，当归尾 12 克，桃仁 9 克，红花 9 克，荆三棱 9 克，姜黄 9 克。

用法：水煎，温服。每日 1 剂，日服 2 次。

主治：胸腹外伤，瘀血内蓄。

9）三棱和伤汤

组成：三棱 6 克，莪术 6 克，青皮 5 克，陈皮 5 克，白术 10 克，枳壳 5 克，当归 10 克，白芍 10 克，党参 10 克，乳香 5 克，没药 5 克，甘草 3 克。

用法：水煎。每日 1 剂，日服 2 次。

主治：胸胁陈伤，隐隐作痛。

10）宽膈汤

组成：桔梗、枳壳、当归、川芎、苏梗、白芷、团葱、大贝、木香、酒军、甘草。

用法：水煎服，1 日 1 剂，1 日 3 次。

主治：胸肋部损伤，呼吸不畅。

11）祛风散瘀汤

组成：生地 15 克，苏木 6 克，薄荷 3 克，三七 3 克，白术 9 克，桃仁 6 克，红花 3 克，五加皮 9 克，防风 4.5 克。

用法：水煎。每日 1 剂，日服 2 次。

主治：胸骨挫伤。

12）活血化瘀汤

组成：当归、延胡索、郁金、赤芍、桃仁各 10 克，乳香、没药、川芎、红花、甘草各 5 克。

用法：水煎。每日 1 剂，5 日为 1 疗程。

主治：肋软骨炎、胸骨挫伤、肋骨骨折等。

13）顺气宽胸汤

组成：桔梗 9 克，枳壳 6 克，川朴 4.5 克，木香 3 克，白芷 4.5 克，白术 9 克，苍术 6 克，防风 6 克，甘草 3 克。

用法：水煎。每日 1 剂，日服 2 次。

主治：胸部挫伤，呼吸不顺，气滞作痛。

14）顺气活血汤

组成：苏梗 18 克，赤芍、砂仁、木香、枳壳、香附各 9 克，归尾 12 克，红花 6 克，苏木 15 克，厚朴 9 克。

用法：水煎，或水、酒各半煎服，每日 1 剂。

主治：胸胁挫伤，气滞胀满作痛。

15）顺气祛瘀汤

组成：白茅根 24 克，沉香 3 克，木香 3 克，槟榔 9 克，半夏 6 克，枳壳 6 克，桔梗 6 克，郁金 6 克，红花 3 克，三七 3 克，桃仁 6 克，陈皮 6 克，甘草 3 克。

用法：水煎。每日 1 剂，日服 2 次。

主治：胸部外伤，内有蓄血者。

16）活血通气汤

组成：当归、赤芍、泽泻、香附各 9 克，党参 15 克，川芎、乳香、没药各 4.5 克，桃仁 5 克，砂仁、木香、炙甘草各 3 克。

用法：水煎。每日 1 剂，日服 2 次。

主治：胸膜挫伤，气滞瘀阻作痛者。

► （十八）半月板损伤 ◄

【概述】

半月板是位于股骨髁与胫骨平台之间的纤维软骨。分为内侧半月板和外侧半月板，分别位于膝关节的内、外侧间隙内。半月板具有缓冲震荡和稳定关节的功能。内侧半月板较大，弯如新月形，前后角间距较远，呈"C"形。前角附着于胫骨髁间隆起的前方，在前交叉韧带附着点之前；后角附着于胫骨髁间隆起和后交叉韧带附着点之间，其后半部分与内侧副韧带相连，故后半部固定，扭转外力易造成交界处损伤。正常膝关节有轻度外翻，胫骨外侧髁负重较大，故外侧半月板承受的压力也较大，易受损伤。

【发病原因】

多见于球类运动员、矿工、搬运工等。损伤原因有两类：一类是外伤，常因急性损伤时膝关节受到暴力所致。膝关节在屈曲时做强力外翻或内翻，内旋或外旋，半月板上面随股骨髁活动幅度较大，而其下面与胫骨平台之间形成旋转摩擦力，突发的动作力量很大，旋转碾挫力超过了半月板所能允许的活动范围时，即可引起半月板的损伤。

另一类是由退行性改变造成的。退行性改变造成的半月板损伤可无明显急性损伤史，通常是由于长期半蹲位或蹲位工作，重复膝关节屈曲、旋转和伸直动作，半月板多次被挤压和磨损而导致裂伤而成。

多有膝关节扭伤史。伤后膝关节立即发生剧烈疼痛、关节肿胀、伸屈功能障碍，急性期由于剧痛，难以做详细检查，故早期确诊比较困难。伸屈膝关节时，膝部有弹响，或出现"交锁征"，即在行走的情况下突发剧痛，膝关节不能伸屈，状如交锁，将患膝稍做晃动，或按摩 2～3 分钟，即可缓解并恢复行走。检查时可见患膝不肿或稍肿，股四头肌较健侧萎缩，尤以内侧头明显。膝关节不能过伸和屈曲，关节间隙处压痛。回旋挤压试验（McMurray 征），挤压研磨试验（Apley 征）阳性。必要时做关节空气造影、碘溶液造影、关节镜检查或 CT、MRI检查。

【治疗手段】

1. 功能锻炼

方法：服药期间每日采用支具固定膝关节于伸直位进行股四头肌功能锻炼，即大腿平放于床上，使大腿肌肉绷紧，坚持10～15 秒后放松，10 次为 1 组，每天 3～4 组。

直腿抬高训练。即患者平躺于床上，伸直患肢，使大腿肌肉收紧、绷直，与床成 45°夹角，每次维持 1 秒，再缓慢放下，如此重复 50 次，每日 2～3 次，用支具固定 4～6 周后拆除，开始下地活动。

主治：膝关节半月板损伤。

2. 推拿治疗

1）治法一

揉法：病人取仰卧位，下肢伸直放松，术者站在病人患侧。先在髌周往返揉十几遍，再在损伤的内侧或外侧关节间隙寻找压痛点和酸胀点，抓住重点，持续用揉法法、拇指推法施治，使局部有温热感，再在股四头肌处用按揉法、拿捏法，手法宜深沉而缓和，往返数遍。

点穴：以近取为主，取双膝眼、血海、犊鼻、梁丘、阴陵泉、阳陵泉、足三里、曲泉、阳关等穴，平揉、压放、点打各100～200次，再用擦法施治于髌周与关节间隙，以透热为度。

被动运动：以轻巧柔和的手法旋转小腿，病人屈膝屈髋90°，术者一手握患腿踝部，另一手掌托患腿腘窝处，拇指、中指分别置于内、外关节间隙，旋转小腿，托腘窝上提，拇指中指配合捏挤关节间隙，旋转的次数可随治疗次数与病人耐受程度而增加，然后尽量使患腿屈膝屈髋，再伸直下肢，反复数次，随后用轻柔的手法揉膝周数遍，以解除手法后之不适。

提拉解锁法：患者仰卧，使患膝处于交锁障碍位。医者坐于床上，用大腿坐住患者足部固定，双手2～4指分别触于小腿上端后侧，拇指按于髌骨下方。操作时，双手2～4指用脆劲向前提拉，闻有响声即已解锁，如一下未成功可反复操作2～3次，本法用于膝关节正中嵌卡。

旋转解锁法：患者仰卧，髋关节尽量屈曲，膝关节处于嵌卡障碍位，膝关节属外侧嵌卡时，医者一手按住膝关节上方，另一手握住小腿，内旋至一定角度时，迅速向伸直位拔拉，此时可出现响声，则已解锁，如嵌卡偏于膝内侧时，操作与外侧方向相反。

主治：半月板损伤。

2）治法二

手法：以左侧膝关节为例，嘱患者仰卧，放松患肢，术者右手拇指施点按法于髌韧带和侧副韧带之间，左手握住患肢，缓慢屈伸关节，再施点按法于鹤顶、内外膝眼、委中等穴位，以酸胀为度，最后用掌揉法、滚法及擦法对髌骨周围肌肉进行放松，力度渗透以提高皮温、促进局部血液循环为度。每日 1 次，10 天为一疗程。

主治：半月板损伤。

3）治法三

治法：令患者取卧位，患肢向上，术者一手握住踝部，一手扶膝部，（拇指用力推压脱出的半月板）内收内旋膝关节，一助手固定患侧大腿同时做反向牵引，分离关节腔，解除关节面压力，嵌顿的半月板即可复位。

主治：半月板急性嵌顿。

3. 针刺治疗

1）治法一

取穴：鹤顶、血海、梁丘、内膝眼、外膝眼、足三里、阴陵泉、阳陵泉、绝骨等穴位。

治法：毫针常规刺。待针刺得气后，用长约 2 厘米的艾条段点燃端朝下套进足三里、阴陵泉、血海和梁丘穴的针柄中，只露针尾即可，一般温针刺半小时即可，每日 1 次，10 天为一疗程。

主治：半月板损伤。

2）治法二

取穴：阳陵泉、委中、条口穴。

治法：针刺出血。

主治：膝关节半月板损伤。

3）治法三

取穴：血海、梁丘、风市、伏兔为主穴，犊鼻、内膝眼、外膝眼、阳陵泉、委中、委阳、阴陵泉为配穴。

治法：术后第 2 天开始主穴的电针治疗，毫针常规刺后用

20～80Hz 断续波，中等刺激强度，每日 1 次，每次 20 分钟。拆线后加配穴，用平补平泻手法刺激。

主治：半月板损伤术后并发症。

4）治法四

取穴：阳陵泉、曲泉、犊鼻、内膝眼为主穴，悬钟、侠溪、行间、膝关、梁丘、足三里为配穴。

治法：每次都取 4 个主穴，配穴根据具体情况选取 2～4 个腧穴。配穴仅用毫针常规刺，阳陵泉和曲泉为 1 组，犊鼻和内膝眼为 1 组接电针治疗。

主治：半月板损伤。

4. 灸法治疗

治法：取阳陵泉、曲泉、犊鼻、内膝眼穴，采用隔姜灸或温针灸法。

主治：半月板损伤。

5. 偏方验方（外用）

1）熏洗方

组成：桑枝、桂枝、伸筋草、透骨草、牛膝、木瓜、乳香、没药、红花、羌活、独活、落得打、补骨脂、淫羊藿、萆薢各 10 克。

用法：加水煎汤煮沸，熏蒸患膝，待水温适度时，用毛巾蘸取药液反复擦洗，每日 1 次，10 次为 1 疗程。

主治：半月板损伤。

2）中药外敷方

组成：川芎、红花、威灵仙、川牛膝、木瓜、伸筋草、防风、草乌、乳香、没药、杜仲各 30 克。

用法：将诸药用纱布包裹，放入煎药罐内加水 2 升，加醋 1 升，浸泡 2 小时，再用武火煮沸，文火慢煮，煮 2 次，每次

30 分钟，将两次过滤药液混合，将干净纱布放入药液中小火煎煮 30 分钟，取出拧干后敷在膝关节，同时外面包压热毛巾，待毛巾冷后可更换，热敷时间共 30 分钟，注意避免温度过高而烫伤皮肤。每日 1 次，3 周为 1 疗程。

主治：半月板损伤。

3）损伤外敷方

组成：白及 30 克，白芍 30 克，甜瓜子 30 克，合欢皮 30 克，续断 30 克，千年健 30 克，土鳖虫 15 克，远志 15 克，草薢 15 克，三七 15 克，广木香 15 克，甘草 9 克。

用法：上药共研细末，先用水调匀，然后加鸡蛋清调敷。

主治：半月板损伤。

4）续骨舒筋汤

组成：红花 20 克，骨碎补 30 克，续断 30 克，伸筋草 30 克，木瓜 30 克，苏木 20 克，丹参 30 克，牛膝 30 克，鸡血藤 20 克。

用法：取上药置于瓷盆中，放水浸过药面，先浸渍半小时后再煎煮 20 分钟即可。将患膝置于药盆上，上覆以湿毛巾，先以蒸汽熏蒸，待药液温度适宜时，再用毛巾浸药液敷于患部，每次 30 分钟，每天 2 次，洗后使患膝处于功能位休息 1 小时。每剂药洗 4 次，每 2 周为 1 个疗程，若同时合并膝软组织损伤，瘀肿严重者，须先对症治疗，待肿胀消失后再行中药熏洗。

主治：膝关节半月板损伤。

6. 偏方验方（内服）

1）活血强筋汤加味

组成：丹参 20 克，三棱 10 克，莪术 10 克，当归 10 克，生地 12 克，骨碎补 15 克，五加皮 15 克，威灵仙 10 克，桑寄生 10 克，续断 10 克，甘草 5 克，怀牛膝 15 克，鸡血藤 15 克。

用法：水煎服。

主治：膝骨关节炎。

2）补肾壮骨汤加味

组成：狗胫骨 20 克，羊胫骨 20 克，鹿角胶 12 克，枸杞 12 克，大枣 10 枚，黄精 20 克，何首乌 20 克，黄芪 20 克，怀牛膝 15 克，杜仲 10 克，党参 15 克。

用法：水煎服。

主治：膝骨关节炎。

3）强筋壮骨丸加味

组成：紫河车 1 具，何首乌 100 克，补骨脂 100 克，千年健 50 克，甘草 50 克，龟甲 50 克，豹骨 30 克，猴骨 100 克，金毛狗脊 100 克，鹿角胶 50 克，三七 30 克，黄芪 100 克，红参 30 克，怀牛膝 100 克，杜仲 50 克，续断 50 克，红蚂蚁 30 克，血竭 20 克，飞天蜈蚣 50 克。

用法：共研为极细末，炼蜜为丸，每丸重 8 克，一日 3 次，黄酒或开水送服。

主治：半月板损伤。

4）半月板损伤方

组成：当归 15 克，熟地 15 克，红花 20 克，黄芪 25 克，木瓜 20 克，血竭 15 克，制乳香 9 克，制没药 9 克，骨碎补 15 克，丹参 15 克，甘草 10 克。

用法：水煎服，煎汁 400 毫升，每日 1 剂，早、晚分服。

主治：半月板损伤。

5）内服验方

组成：桑寄生 15 克，续断 9 克，秦艽 9 克，羌活 6 克，归尾 6 克，白芍 9 克，生地 15 克，桃仁 6 克，制乳香 5 克，制没药5克，五加皮6克，地骨皮15克，茯苓9克，甘草3克。

用法：上方以酒、水各半煎服，日服一剂，每日4次。

主治：半月板破裂。

6）四妙散加减方

组成：黄柏10克，苍术10克，牛膝15克，薏苡仁12克，土茯苓15克，川续断12克，延胡索10克，车前子15克，桂枝10克，五加皮15克，甘草5克，桃仁10克，赤芍10克，黄芪20克。加减：痰湿阻络加半夏10克、白术10克、茯苓10克、陈皮10克，肝肾不足加桑寄生15克、杜仲10克、枸杞子10克，疼痛重者加细辛5克、制草乌6克、制川乌6克，气血瘀滞加红花10克、川芎15克。

用法：水煎服，每日1剂，早、晚分服，7天为1疗程，共治疗4~6个疗程。

主治：膝关节半月板损伤。

► （十九）腰椎间盘突出 ◄

【概述】

腰椎间盘突出症是较为常见的疾患之一，又名"腰椎间盘纤维环破裂症"。主要因为腰椎间盘各部分（髓核、纤维环及软骨板），尤其是髓核，发生不同程度的退行性改变后，在外力因素的作用下，椎间盘的纤维环破裂，髓核组织从破裂之处突出（或脱出）于后方或椎管内，导致相邻脊神经根遭受刺激或压迫，从而产生腰部疼痛，一侧下肢或双下肢麻木、疼痛等一系列临床症状。本病好发于 20～40 岁青壮年，男性多发于女性。

【发病原因】

多数患者因腰扭伤或劳累而发病，少数可无明显外伤史。腰椎间盘的退行性改变是发生腰椎间盘突出的基本因素，此外，损伤、受寒、椎间盘自身解剖因素的弱点、遗传因素、腰骶先天异常也是其基本病因。另有一些诱发因素可诱发椎间隙压力突然升高致髓核突出，常见的诱发因素有增加腹压、腰姿不正、突然负重、妊娠、受寒和受潮等。

【诊断方法】

多有不同程度的腰部外伤史。主要表现为腰痛和下肢坐骨神经放射痛。主要体征有腰部畸形、腰部压痛和叩痛、腰部活动受限、皮肤感觉障碍、肌力减退或肌萎缩、腱反射减弱或消失、直腿抬高试验阳性及加强试验阳性、屈颈试验阳性、仰卧挺腹试验与颈静脉压迫试验阳性、骨神经牵拉试验阳性。X线摄片正位片可显示腰椎侧凸，椎间隙变窄或左右不等，患侧间隙较宽，侧位片显示腰椎前凸消失，甚至反张后凸，椎间隙前后等宽或前窄后宽，椎体可见休默结节等改变，或有椎体缘唇样增生等退行性改变。另可通过脊髓造影检查、肌电图检查、CT、MRI检查来诊断。

【治疗手段】

1. 推拿治疗

1）治法一

揉法：患者俯卧，医者位于患者旁侧，用双手掌部分别触于脊柱两侧，从胸椎至腰骶部，顺其轻手法揉摩 2~3 分钟，以舒通经络，调达气血，缓解腰肌紧张状态。

点按法：患者俯卧于床，医者位于患者旁侧，用双手拇指指腹，重点点按腰大肌痉挛紧张之处，以解肌痉挛，缓解肌肉的紧张状态。

推滚法：患者俯卧，医者位于患者旁侧。一手触于患者胸椎 5~6 位，按住固定，另一手触于骶椎位，反复推滚，并逐渐加大推滚幅度，以松解腰部深层韧带、筋膜，使腰椎关节松动，改变椎间紧张状态。

摇法：患者仰卧于床，臀部位于床头边缘，助手双手接触患者腰腹部固定，医者握住患者双足，进行左右回旋转动，反复操作 4~5 次，以利用下肢带动骨盆，使腰椎产生协调运转，椎体在运转中使椎间组织得到松解，可通利调整关节，解脱关节组织间的粘连。

牵拉法：患者坐于床上，双下肢仰平，一助手按住患者膝关节，医者双手握住患者双手，向前牵拉，力度逐渐加大。使神经根产生被动牵拉，以松解其粘连。

旋转加角过伸法：患者坐位，助手按住患者大腿固定，医者双手从患者腋下穿过，抱住其胸背，患者腰部略前屈，在前屈位中逐渐向患侧加角旋转至一定角度后，用膝部顶住突出部位用力向后过伸，使椎间隙发生变化，突出组织在椎间隙的变化中与椎体产生一种对抗挤压力，迫使突出组织发生变化，同时在旋转加角过伸作用下，矫正腰椎侧弯和后凸畸形，使两侧不等宽的椎间隙得到调整，恢复腰椎的后伸与侧屈活动功能。

过屈法：患者仰卧于床，医者将患者双腿屈膝屈髋，另一手托其腰骶部，两手配合，尽力使腰部得到过屈后再使腰部伸直，反复操作5~6次，反复的椎体过屈、伸直运动，使椎间隙产生开合状态，椎间隙在反复开合下使后纵韧带发生张力变化，在椎间隙开大与后纵韧带张力的改变下突出组织可得到还纳。

按压法：患者俯卧，用一枕头垫入患者小腹部下方，一助手双手将患者双侧下肢托抱住，医者双手掌部相叠。操作时，助手用力向上抬托下肢，使腰部过伸，同时医者用掌部用力按压突出部位，反复操作2次，迫使突出组织还纳，同时矫正腰椎后突，恢复腰椎后伸活动功能。

主治：腰椎间盘突出症。

2）治法二

按揉：患者俯卧，在腰部及患侧下肢用揉捻、按法治疗，使紧张痉挛的肌肉放松。继而在肾俞、腰阳关、环跳、承扶、委中、承山施点按等手法。

腰椎斜扳法：患者取健侧卧位，屈膝屈髋。医者用一手掌按患处肩部，掌心朝后，另一手向前按于腰上部，虎口朝上。前者向后，后者向前同时反向扳推，使腰段扭转至最大限度，常可听到"咔叽"声响。

腰椎后伸扳法：患者俯卧，医者以一手掌根抵在痛处棘旁，另一手扳提起肩部或腿部，使之后伸、内收，待患者感到疼痛时，两手同时用力，有时可听到复位音。此法适用于伸腰受限者。

腰椎旋转复位法：患者端坐于方凳上，两足分开，与肩等宽，以右侧为例，医者坐或立于患者之后右侧，右手经患者右腋下至患者颈后，用手掌压住颈后，拇指向下，余四指夹持左颈部，同时嘱患者双足踏地，臀部正坐不要移动，医者左拇指推住偏歪的腰椎棘突之右侧压痛处。一助手面对患者站立，两腿夹住并用双手协助固定患者左大腿，使患者在复位时能维持正坐姿势。然后医者右手压患者颈部，使上半身前屈 60°～90°，再继续向右侧弯（尽量大于 45°），在最大侧弯位时使患者躯干向后内侧旋转，同时左拇指向左顶推棘突，此时可感到指下椎体轻微错动，有轻微"喀啦"声。最后使患者恢复正坐，医者用拇、示指自上而下理顺棘上韧带及腰肌。

伸膝旋肢法：患者俯卧，助手双拇指相对按压患处，虎口朝患者足部。医者一手握住患肢足跟，另一手拿跖部，使充分屈膝，以使足跟接近臀部，髋略外展，然后迅速拔直下肢，同时双手来回转动足踝，以带动髋部旋转，使髋先外旋后内旋。助手拇指下压可觉组织滑动。此法可重复两遍。

主治：腰椎间盘突出症。

2. 针刺治疗

1）治法一

取穴：腰 4、腰 5 棘突旁痛点，臀上部痛点或环跳、阳陵泉、足三里、悬钟、承山等穴。

治法：深刺、重刺激，每隔 2～3 分钟做捻转、提插，留针 15 分钟，每日 1 次。

主治：腰椎间盘突出症。

2）治法二

取穴：肾俞、白环俞、环跳、承扶、殷门、委中、阳陵泉为主穴，取腰 2～5 夹脊、上髎、次髎、秩边、承山、悬钟、昆仑、足临泣、阿是穴为配穴。

治法：每次选用 3～5 个穴位，针刺至有得气感。在急性期每日治疗 1 次，症状好转后可隔日 1 次。

主治：腰椎间盘突出症。

3）治法三

取穴：肾俞、阿是穴、委中、风府、腰阳关。

治法：出针后拔火罐，肾俞用温针灸，留针 30 分钟，每日 1 次。

主治：腰椎间盘突出症。

3. 灸法治疗

治法：取阿是穴、八髎、秩边、风市、足三里、阳陵泉、昆仑为主穴，肾俞、腰阳关、承扶、环跳、委中、承山、绝骨、足临泣、神阙为配穴，每次选 3～5 穴，用温和灸 10～20 分钟，至局部皮肤发红为止，每日灸治 1～2 次，7 次为 1 疗程，也可用隔姜灸。

主治：腰痛。

4. 拔罐治疗

1）治法一

治法：取肾俞、阿是穴、次髎、委中、三阴交等穴施火罐，留罐 10 分钟。

主治：腰椎间盘突出。

2）治法二

治法：在腰部取大肠俞或关元俞或附近的曲张的小静脉为放血点，每次选 2 个，用梅花针叩刺或三棱针直接点刺所选的穴位或曲张的小静脉点，用闪罐法拔罐，留罐 10 分钟，出血 5 ~ 10 毫升，起罐后用酒精棉球擦拭干净创面血迹。每周 2 次，治疗 4 周。

主治：腰椎间盘突出症。

5. 偏方验方（外用）

1）颈肩腿秘方验方

组成：醋糟 500 克。

用法：炒热后布包熨患处。

主治：腰痛。

2）颈肩腿秘方验方

组成：桑寄生、苍术、艾叶、羌活、桂枝、当归各 30 克。

用法：煎水洗脚浸泡，每日 1 次。

主治：腰痛。

3）活络消痹熏蒸方

组成：薏苡仁、怀牛膝各 30 克，秦艽 20 克，透骨草、红藤、桂枝、伸筋草、羌活、桑枝、丹参、三棱、防风、当归、杜仲、络石藤、威灵仙各 10 克，甘草、苏木各 6 克。

用法：将上述药物加 3000 毫升水煎煮，然后与煮沸温水 150 毫升、黄酒 70 毫升、陈醋 80 毫升，混合成汤剂。

主治：颈肩腰腿痛。

6. 偏方验方（内服）

1）颈肩腿秘方验方

组成：黄精 9 克，枸杞 9 克。

用法：水煎服。

主治：腰痛。

2）颈肩腿秘方验方

组成：补骨脂12克，核桃仁15克，杜仲9克，牛膝9克。

用法：水煎服。

主治：腰痛。

3）颈肩腿秘方验方

组成：白术30克，米酒。

用法：水煎，早、晚分服。服时加米酒2匙同服。

主治：腰腿痛。

4）颈肩腿秘方验方

组成：干山羊血30克。

用法：研末，日服2次，1次1克，用酒冲服。

主治：腰痛。

5）颈肩腿秘方验方

组成：鱼鳔胶、鹿角片等量。

用法：用沙炒至黄脆状，共研末。1次3克，日服3次，用黄酒或葡萄酒送服。

主治：腰痛。

6）颈肩腿秘方验方

组成：鸭血适量，黄酒适量。

用法：注入热黄酒中，饮之。

主治：腰痛。

7）颈肩腿秘方验方

组成：党参15克，黄芪15克，怀山药30克，枸杞15克，大枣10枚，兔肉250克。

用法：共煎汤食之。

主治：腰痛。

8）颈肩腿秘方验方

组成：鲜橄榄根 30~60 克。

用法：洗净，煎汤内服。

主治：腰腿痛。

9）颈肩腿秘方验方

组成：生松叶 50 克，晚蚕沙 50 克。

用法：用酒、水各 1 碗，煎成 1 碗服。

主治：腰痛。

10）颈肩腿秘方验方

组成：威灵仙。

用法：研末，每次服 5 克，日服 3 次，白开水送服。

主治：腰痛。

11）颈肩腿秘方验方

组成：小茴香 9 克。

用法：用麻油炸至焦黄，1 日分 2 次服，白开水送服。

主治：腰痛。

12）成药

首选成药：止痛紫金丸，1 次 1~2 丸，1 日 2 次，温开水或黄酒送服。孕妇忌用。

备选成药：伸筋丹胶囊，1 次 5 粒，1 日 3 次，饭后服用；腰痛丸，1 次 1 丸，1 日 2 次，空腹温开水送服。

主治证：急性发作腰部疼痛剧烈，定位不移，向下肢放射、麻痛相兼，行走及咳嗽时加剧；舌质多紫暗，脉涩或弦。

13）成药

首选成药：舒筋丸，1 次 1 丸，1 日 1 次，温开水送服。本品含马钱子，有毒，服用时不可过量，也不宜久服。

备选成药：祛风舒筋丸，1 次 1 丸，1 日 2 次，空腹温开水加黄酒少许送服；骨友灵贴膏，将皮肤洗净擦干后贴于患处，每日更换 1 次。

主治证：腰痛得温则缓者，下肢重着，肌肤麻木，舌质淡、苔薄白，脉沉紧。

14）成药

首选成药：独活寄生丸，1 次 1 丸，1 日 2 次，温开水加黄酒少许空腹冲服。孕妇慎用。

备选成药：壮腰健肾九，1 次服 1 丸，1 日 2~3 次；复方补骨脂冲剂，1 次 20 克，1 日 3 次，空腹温开水冲服。

主治证：腰腿麻痛，肢冷便溏，面色白，舌苔白，脉细弱。

15）腰突方一

组成：炮穿山甲 10 克，红花 10 克，没药 10 克，乳香 10 克，血竭 20 克，三七 10 克，大黄 6 克。

用法：研成细末，每晚睡前取服 5 克（黄酒送服），连服 5 天。

主治：腰椎间盘突出症。

16）腰突方二

组成：地龙 10 克，土鳖虫 10 克，全蝎 10 克，牛膝 15 克，桑寄生 20 克，当归 15 克，续断 10 克，制川乌 3 克，制草乌 3 克，独活 10 克，甘草 10 克。

用法：在服上腰突方一的第 6 天服用，每日 1 剂，水煎服，每日 2 次，连服 10 天。

主治：腰椎间盘突出症。

▶ （二十）膝关节疼痛 ◀

【概述】

膝关节疼痛主要是由关节炎或关节病引起。膝关节部位疼痛在临床中最为多见，多种疾患均可导致膝痛。主要表现为膝关节疼痛，逐渐出现膝盖骨疼痛或小腿骨端关节面边缘痛，在潮湿环境、寒冷天气或行走劳累后痛甚，关节活动时常可闻及关节内因摩擦引起的"咯咯"响声。

【发病原因】

由于膝关节长期慢性劳损，或中老年人膝关节组织变性，致使关节的张力和股骨对抗应力的组织功能失调，软骨及关节内容物的耐受应力降低，加之跑、跳、举重或持久的行走，使膝关节长时间承重和活动，在软骨边缘、关节囊以及韧带的附着处发生保护性新骨增生，形成骨刺或骨赘，而发生膝关节疼痛。

【诊断方法】

本病膝关节周围压痛阳性，起立、下蹲、上下楼梯（或上下坡）时疼痛加剧。若有软骨脱落在关节腔内，造成关节内有游离软骨片，以致关节滑膜嵌顿（卡住），引起疼痛，运动障碍。X线可见膝关节边缘有骨刺形成，胫骨髁间隆起变尖或骨刺，膝关节间隙变窄等改变。

骨关节及软组织损伤

131

【治疗手段】

1. 自我锻炼

1）预备式：练习者取坐位，两腿自然屈曲90°，双手半握拳。从大腿股直肌上端依次向下击至膝顶部，并在此处反复轻快地交替叩击100次，再叩击左右膝眼部50次，然后沿小腿外侧部（足阳明经循行路线）叩击至足背部，反复3遍，用双手掌根部着力，依靠手腕的弹力，从上至下拍击下肢内、外侧至跟腱部，反复3遍。双手掌相对揉膝关节内、外侧部100次。

2）导引法：下肢伸直，手掌置于膝关节上，沿顺时针方向按揉100次。双脚开立，与肩同宽。双手掌置于膝关节上做下蹲、起立活动，从少到多，每次做10~20次，每日2次，踢腿运动，以右侧为例，用左手扶住门框或墙，右手叉腰，左腿先向后摆动，再用力向前方踢出（如发点球状）。左侧则反之。

2. 推拿治疗

1）治法一

揉法：患者仰卧，髋膝处于半屈位，医者一手扶于小腿外侧固定，另一手用拇指触于膝内侧副韧带处揉摩数次（本法亦可用于膝外侧），以舒筋活血、散瘀消肿，缓解韧带紧张状态。

推法：患者仰卧，髋膝处于半屈位，医者左手触于膝外侧，右手握住踝部，操作时左手用大鱼际沿侧副韧带顺其推捋，同时右手拉踝使膝关节伸直（此法亦可用于治疗内侧副韧带损伤），以舒展理顺筋络。

合筋法：患者仰卧，髋膝处于半屈曲位，医者双手分别触于膝上下部侧方韧带损伤部位，用双手2~4指相对推合归顺，反复操作2~3次，可使撕裂的韧带归顺复合。

主治：侧副韧带损伤。

2）治法二

揉搓：病人坐在床上，两腿伸直，医者双手掌相对揉搓两膝关节各50次，用拇指拨揉关节周围的痛点处20~30次。

点穴：按压血海、梁丘、膝眼、阳陵泉、足三里各1分钟。

捏拿：患腿弯曲搭于对侧腿上，用双手捏拿小腿后侧的肌肉3~5次，并做膝关节屈伸活动20~30次。以上手法，每日早晚各1次。

主治：膝关节损伤。

3）治法三

准备手法：患者仰卧位，术者站于患膝侧，在膝关节周围，包括股四头肌、内外膝眼、内外侧副韧带等部位轻度揉按10分钟，对痛点可重点揉按，以扩大痛域，使关节周围组织放松。

六指六穴手法：六指（即双手拇、示、中指）同时点压膝关节内侧的穴位如血海、内侧膝窝（阴谷穴）、内膝眼，膝关节外侧的穴位如梁丘、外侧膝窝（膝阳关穴）、外膝眼，至膝关节内产生酸胀及轻度发热感。

旋转屈伸手法：如患者膝内侧部疼痛重者，患者取仰卧位，屈膝屈髋80°，医者一手扶膝并将膝关节固定于医者腹部，用拇或中指点压痛点，另一手握踝上，外旋摇转膝关节六七次后拔伸膝关节，然后再徐徐最大限度地屈曲膝关节，并以手掌搓擦痛点处，最后拔直膝关节即可。如患者为外侧部疼痛较重则相反。继之两手拇指按压内外膝眼，其余四指握腘窝部，骤然用力屈伸膝关节五六次。

收功手法：用捻散、和散、捋顺等方法放松膝周围组织。

治法：隔日 1 次，10 次为 1 个疗程。

主治：膝骨性关节炎。

3. 针刺治疗

1）治法一

取穴：阴陵泉，阳陵泉，梁丘，血海，足三里，鹤顶。

治法：普通针刺，可加电针。

主治：膝骨性关节炎。

2）治法二

取穴：环跳，梁丘，血海，鹤顶，犊鼻，膝眼，阴陵泉，阳陵泉，膝阳关，阿是穴。

治法：环跳穴用芒针刺法，其他穴位用普通针刺法。

主治：膝骨性关节炎。

3）治法三

取穴：内外膝眼、鹤顶、血海、膝痛穴。

治法：内外膝眼和膝痛穴用温针灸，余穴用普通针刺法。

主治：膝骨性关节炎。

4）治法四

取穴：主穴选取秩边、腰阳关、腰俞，配穴按照继发下肢症状选择相应点为针刺点。

治法：患者俯卧，常规针刺。留针半小时，每隔 10 分钟行针 1 次，10 次为 1 疗程，隔 3 天进行下一疗程。

主治：膝关节损伤。

5）治法五

取穴：局部取阿是穴、犊鼻、内膝眼、鹤顶、梁丘、阳陵泉。风邪偏重者加血海、膈俞，寒邪偏重者加膝阳关、肾俞、关元，湿邪偏重者加阴陵泉、足三里、丰隆，热邪偏重者加大椎、曲池，肝肾不足者加太溪、三阴交、曲泉、肝俞、肾俞。另外可根据疼痛部位循经远端取穴。

治法：毫针常规刺。留针 30 分钟，期间 5～10 分钟行针 1 次。每天 1 次，5 天为 1 疗程，相邻两疗程间休息 2 天，共治疗 5 个疗程。

主治：膝骨性关节炎。

4. 灸法治疗

1）治法一

治法：隔三七饼灸膝痛点。

主治：膝骨性关节炎。

2）治法二

治法：用纯艾条在膝关节周围疼痛局部和肾俞穴上找寻热敏点施以腧穴热敏化艾灸，用回旋灸法、雀啄灸法、温和灸法施灸 30～60 分钟，使热感扩散并向膝关节内部渗透。每天 1 次，5 天为 1 疗程，疗程间休息 2 天，共治疗 5 个疗程。

主治：膝骨性关节炎。

3）治法三

治法：取内外膝眼、曲泉、鹤顶、膝阳关、阿是穴。肾髓亏虚配太溪、阳陵泉、绝骨，阳虚寒凝配足三里、梁丘，血瘀阻滞配血海。实施隔盐灸法，隔日 1 次，每周 3 次，连续治疗 4 周，共治疗 12 次。也可用温针灸法。

主治：膝骨性关节炎。

5. 拔罐治疗

治法：刺络放血取腘窝瘀曲明显的浅表静脉，常规消毒后取消毒后的三棱针，刺破浅表静脉，随后加拔火罐，留罐 5 分钟，待罐内血液停止流出后，起罐。出血量适可而止，每次每部位以 5～10 毫升为宜。5 天 1 次，2 次为 1 疗程。

主治：退行性膝关节炎。

6. 偏方验方（外用）

1）狗骨胶药酒

组成：狗骨胶100克，穿山龙150克。

用法：先将穿山龙研成粗粉，放入渗漉缸内，加适量白酒浸渍72小时后，缓缓渗漉，收集漉液600毫升，再将狗骨胶加黄酒330毫升溶解，然后与漉液合并，且兑入白酒至1000毫升，搅匀，静置，过滤，装瓶备用。

主治：风湿性关节炎。

2）颈腰痛擦酒

组成：伸筋草5000克，穿山龙240克，九龙木、天青地红、百灵草、椿树根、椿树须、南天竹干、南天竹根、南天竹叶、红花、泽兰叶、当归尾、细辛、薄荷根、木瓜、牛膝、川乌、草乌各180克。

用法：先将川乌、草乌按常法炮制，再与其余各药共切细，与黄酒1000毫升，醋1000~2000毫升，加热煮5分钟，冷却，再煮沸，再冷却，共3次，过滤去渣，取液后再煮沸1次，贮藏备用。外用，医者以头发团蘸药酒，在压痛最明显处进行旋转按摩，范围10厘米×10厘米~20厘米×20厘米，以中心散向边缘，使患处逐渐潮红。

主治：颈肩腰腿痛等。

3）活络消痹熏蒸方

组成：薏苡仁、怀牛膝各30克，秦艽20克，透骨草、红藤、桂枝、伸筋草、羌活、桑枝、丹参、三棱、防风、当归、杜仲、络石藤、威灵仙各10克，甘草、苏木各6克。

用法：将上述药物加3000毫升水进行煎煮，然后与煮沸温水150毫升、黄酒70毫升、陈醋80毫升，混合成汤剂。

主治：颈肩腰腿痛。

4）利膝健步汤

组成：制附片、淫羊藿、杜仲、川芎、炮山甲、鸡血藤、威灵仙、牛膝等。

用法：水煎，外洗。每日1剂，每日两次，2周为一疗程。

主治：膝骨性关节炎。

5）中药熏洗方

组成：独活15克，路路通15克，威灵仙15克，透骨草15克，千年健12克，刘寄奴15克，钩藤12克，伸筋藤15克，荆芥12克，苏木12克。

用法：以上药物加水2000毫升，煎煮30分钟后，将药液倒入熏蒸机，先熏蒸小腿及患膝20分钟，然后用毛巾蘸取药液外洗膝关节10分钟，每天2次，共治疗30天。

主治：创伤后膝关节功能障碍。

6）骨痛散

组成：透骨草、川芎、苏木、密陀僧、艾叶、川牛膝、威灵仙，各等分。

用法：上药共研细末混合，用米醋调成糊状后外敷于膝关节病变局部，上敷无纺纱布。

主治：膝关节骨性关节炎。

7）外用熏洗方

组成：制川乌10克，制草乌10克，牛膝10克，伸筋草15克，透骨草15克，细辛5克，延胡索15克，乳香10克，没药10克，威灵仙10克，海桐皮10克。

用法：将上述药物放入金属盆中，加入适量清水，浸泡大约1小时，然后煎煮约30分钟，用煮好的药液趁热熏洗病变膝关节，先蒸汽熏洗，温度适宜后用毛巾蘸药液外洗膝部，并做局部揉搓按摩，直至药液变凉，每次熏洗至少半小时以上，每天熏洗 1 次，剩余药液及药渣可重复使用 2～3 天。

主治：膝关节骨性关节炎。

7. 偏方验方（内服）

1）抗风湿酒

组成：五加皮、麻黄、制川乌、制草乌、甘草、木瓜、红花、乌梅各 20 克。

用法：将诸药研碎，加 60°白酒 1000 毫升密封浸泡 10 天后，过滤去渣，滤液静置 1 天，再过滤 1 次，即可装瓶备用。每日 8 次，每次饮服 5～10 毫升。方中川乌、草乌有一定的毒副作用，饮用切勿过量。孕妇忌服。

主治：风湿性关节炎。

2）鹿茸酒

组成：鹿茸片。

用法：取适量鹿茸片，用酒浸泡 10 天以上。口服，每日 2 次，每次约 20 毫升。

主治：虚劳体弱，精神倦乏无力，肝肾亏虚而致眩晕，耳聋，目眩，腰膝酸痛等。

3）地黄鸡

组成：生地黄、饴糖各 250 克，乌鸡 1 只。

用法：将乌鸡宰杀，去毛除肠杂，洗净，生地黄切成 0.5 厘米宽、2 厘米长的条状与饴糖拌匀装入鸡腹内后将鸡放入盆中，将鸡于蒸笼内蒸熟，食用时，不放盐、醋，吃肉并喝汤。佐餐食用。

主治：骨髓虚损、骨质增生、腰膝酸痛、不能久立、身重气乏等症。

4）牛膝粥

组成：牛膝叶30克，豆豉10克，粟米100克，姜、葱各适量。

用法：先煮豆豉，去渣取汁，后入牛膝叶及粟米，煮作粥，并少加姜、葱等佐料。空腹食之。

主治：风湿、腰膝乏力、膝盖疼痛等症。

5）风湿酒

组成：狗脊250克，威灵仙150克，忍冬藤250克，前胡150克，当归100克，白酒6500克，白糖1500克，紫花。

用法：混合白酒，浸渍15天后，取上层澄清药液备用。口服，1次15～30毫升，1日3次。

主治：用于风湿痹痛，腰膝酸痛，四肢麻木，关节炎等。

6）蠲痹通络汤

组成：何首乌15克，生地20克，桑寄生20克，杜仲15克，独活15克，牛膝10克，狗脊15克，骨碎补15克，川芎15克，当归15克，威灵仙10克，秦艽10克，防风10克，制草乌5克，制川乌5克，全蝎（研末冲服）3克，蜈蚣（研末冲服）3克，炙甘草6克。加减：肿痛重者加桃仁、红花，疲乏无力者加黄芪、白术，膝部自觉凉者加附子、淫羊藿，骨质增生重者加补骨脂、巴戟天，大便干燥者加火麻仁、郁李仁，夜卧不安者加生龙牡、远志，食少纳差者加焦山楂、焦神曲、焦麦芽、鸡内金。

用法：每日1剂，水煎服，每次100毫升，每日3次，2个月为1个疗程。

主治：膝骨性关节炎。

7）清热祛痹汤

组成：连翘15克，苦杏仁10克，片姜黄10克，防风10

克，秦艽 10 克，桑寄生 15 克，鸡血藤 15 克，海风藤 15 克，络石藤 15 克，土鳖虫 10 克，木香 5 克，佛手 10 克，白术 10 克。

用法：每 2 天 1 剂，水煎服，分早、晚两次温服，6 周为 1 疗程。

主治：膝关节骨性关节炎。

▶ （二十一）腰椎骨折 ◀

【概述】

本病指发生在腰椎部的骨折，以腰椎局部肿胀、疼痛、骨折处两侧肌肉紧张、不能站立、翻身困难、运动障碍等为主要表现。

【发病原因】

由间接暴力（如高处坠落足臀部着地、弯腰工作中打击背肩部等使脊柱突然屈曲而致伤）和直接暴力（工伤或交通事故直接撞击胸腰部，或弹击伤）所致，另也有肌肉拉伤和病理性骨折等因。

【诊断方法】

任何由高处坠下、重物落砸、车祸撞击、坍塌事故等均有发生损伤的可能。以伤后疼痛及活动障碍为主要症状，椎体压缩或骨折脱位处多有棘突后凸，有压痛，棘突排列不在一条直线上，表明有侧方移位或旋转。X线检查是诊断的首选方法，对判断损伤的部位、类型和程度都有重要价值；CT扫描能清楚显示椎体、椎骨附件和椎管等结构复杂的解剖关系和骨折移位情况；MRI是脊髓损伤最有效的影像学检查手段，可辅助诊断。

【治疗手段】

1. 推拿治疗

1）整复手法：患者俯卧，腹部垫枕，一助手双手握住双踝，另一助手拉住双肩，二助手相对牵拔 4～5 分钟，将椎体后凸畸形于椎间隙充分牵开。在牵引下，医者双手掌重叠触于骨折椎体后凸的部位向下按压矫正后凸使其复位。

2）术后处理：整复后卧硬板床，腰部垫枕以保持脊柱过伸位，复位后 1～2 周内要严格卧床，2 周后可做仰卧拱桥式练功活动，4 周后即可下地并进行俯卧式腰背肌锻炼，暂不宜做腰部前屈活动，6 周后即可进行脊柱各项全面活动锻炼。

主治：腰椎骨折。

2. 偏方验方（外用）

1）熏洗方

组成：骨碎补、伸筋草、五加皮、桑寄生、苏木、路路通、生木瓜、生南星各 60 克。

用法：将上药混合，加水 500 毫升，煎沸 20～30 分钟后，将患肢置于其上进行熏蒸，当温度适宜后再擦洗患肢，每日 1～2 次。

主治：骨折后期接触固定之后，以舒筋活络，通利关节。

2）新伤药水

组成：黄芩 50 克，生大黄 40 克，血通 40 克，三棱 25 克，莪术 25 克，黄柏、白芷、羌活、独活、川芎、红花各 20 克，延胡索 10 克。

用法：将诸药研成粗粉，分装入若干个纱布袋内，放入酒坛，每 50 克药粉加 45% 酒精 500 毫升，密封浸泡，每周翻动药袋 1 次，三十天后即成。外用，将药水浸于棉花或纱布上敷患处。

主治：各种闭合性骨折、脱位和软组织损伤初期有肿痛瘀血者。

3）舒活酒

组成：樟脑、冰片、生地黄、血竭、麝香、三七，各等分。

用法：诸药加入适量白酒浸泡而成。局部搽涂按摩，不宜内服。

主治：一切新旧软组织挫伤、骨折、脱位后遗症及神经麻痹等症。

4）正骨水

组成：虎杖，五味藤，碎骨木，九龙川，薄荷脑等。

用法：外用，每日2~3次，每次用药棉蘸药液轻搽患处，重症者用药液浸湿药棉，敷患处1小时。

主治：跌打扭伤，各种骨折。

5）接骨丹

组成：生南星100克，木鳖子15克，紫荆皮50克，芙蓉叶100克，独活25克，白芷25克，官桂10克，枫香15克，乳香、没药各50克，松香15克。

用法：共研为末，米醋、生姜汁各少许。入酒调匀，摊油纸上夹敷，冬月热敷，夏月温敷。

主治：骨折。

6）消肿散

组成：飞天蜈蚣5000克，生地500克。

用法：将上药共研细末备用。用凡士林、酒、水各等量调敷患处，新伤24小时用冷敷，超过24小时加热调敷。

主治：骨折及脱位的早期，一切跌打扭挫伤，肌肉及韧带损伤局部瘀肿者。

7）跌打定痛散

组成：生大黄500克，蒲公英500克，见肿消500克，透骨消500克，散血草500克，马钱子30克，乳香50克，没药50克，冰片30克。

用法：将上药共研细末备用。

主治：一切损伤、挫闪伤局部瘀肿者，骨折及脱位早期血肿明显者。

8）七厘散

组成：朱砂（水飞净）3.6克，麝香0.36克，冰片0.36克，乳香4.5克，红花4.5克，没药4.5克，血竭30克，儿茶7.2克。

用法：上药研为极细末，瓷瓶收贮，黄蜡封口，贮久更妙。治外伤，先以药0.21克，烧酒冲服，复用药以烧酒调敷伤处；如金刃伤重，或食嗓割断，急用此药敷之。

主治：跌打损伤，筋断骨折早期，瘀血肿痛；刀伤出血，无名肿毒，烧伤烫伤。

9）活血散

组成：三七12克，酒当归、川芎、川断、骨碎补、制乳香、红花各60克，制没药、酒川军、血竭、生硼砂各15克，朱砂、琥珀各15克，冰片6克。

用法：上药研为细末。每次3克，每日2次，或用酒或醋调敷患处。

主治：跌打损伤及骨折初期。

10）大红膏

组成：乳香、当归各60克，琥珀、白芷、没药、白芍、白及、白蔹各30克，松香500克，铅丹30克，小油120克，绵子30克，木炭1.5千克，定瓷碗2只。

用法：上药研为细末，同松香放在碗内，用文武火加热，待松香熔开，次下小油，徐徐下之，视硬软得所，用绵滤在木盆内，放温，次下丹熬成膏。用时摊于纸上，外贴患处。

主治：骨折早期。

11）止痛散

组成：小麦。

用法：和醋蒸之，裹所伤处。重者再蒸裹之。

主治：骨折早期。

12）乌龙膏

组成：百草霜9克，白及15克，白蔹9克，百合15克，百部9克，乳香15克，没药15克，麝香0.3克，炒糯米30克，陈粉子（隔年者佳，炒）120克。

用法：上药研为细末，醋熬为膏。外敷患处。

主治：跌打损伤，骨折筋断早期，肿硬青紫。

13）仙正散

组成：肉桂（去皮）3克，当归（去尾）9克，延胡索15克，白芷15克，苍术30克，赤芍药15克，防风30克，荆芥120克。

用法：上药研为粗末。每次15克，水3升，干荷叶2皮，煎至2.1升，去滓，于损处、断处，用此药热蒸，用被盖覆，候温淋洗。

主治：骨断早期，及冷水风脚，筋脉拘急不得屈伸，行步难苦。

14）消肿止痛药膏

组成：木瓜、蒲公英各60克，栀子、地鳖虫、乳香、没药各30克，大黄15克。

用法：上药研为细末，用饴糖或凡士林调敷。

主治：骨折、伤筋初期，肿胀疼痛剧烈者。

15）接骨丹

组成：天南星、木鳖子各120克，没药、乳香各15克，官桂30克。

用法：上药研为细末，姜500克去皮研烂取自然汁，入米醋少许，白面为糊同调，摊纸上，贴伤处。

主治：骨折、脱臼初期，瘀血肿痛者。

16）接骨膏

组成：五加皮、地龙各100克，乳香、没药、木鳖子、骨碎补、白及各50克，蜂蜜适量。

用法：上药研为细末，以鲜蜜或白酒调成厚糊状敷。亦可用凡士林调煮成膏外敷患处。

主治：骨折损伤早期，瘀肿疼痛。

17）清营退肿膏

组成：大黄2份、芙蓉叶2份、黄芩1份、黄柏1份、花粉1份、滑石1份、东丹1份、凡士林适量。

用法：共研为细末，凡士林调煮成膏外敷。

主治：骨折、软组织损伤初期，或疮疡，焮热作痛。

18）紫金酒

组成：血竭、红花、细辛、白芥子、生地各60克，樟脑、冰片各30克，荜茇、鹅不食草各90克，高良姜120克，生乳香、生没药各45克。

用法：用白酒5千克，将上药入酒浸泡，密封，勿泄气，浸10天即可使用。可用脱脂棉蘸此药酒，外擦伤处，摩擦数十次，使患处先凉后热。亦可配合按摩使用。

主治：跌打损伤，骨折筋伤早期，肿胀、疼痛、青紫。

19）家庭秘方验方

组成：公鸡1只（约300克重），五加皮60克，桂枝3克，松香3克，骨碎补6克，生大黄9克。

用法：将公鸡（白毛乌骨鸡最好）不用铁刃把头扭下，不见水干拔毛，竹刀开肚脏，剥下皮备用。去骨后，将肉放入石臼内，加入五加皮等药一同捣烂如泥。用时，先将伤骨整好后，将药泥敷上，再用鸡皮包在外面，最好用杉木皮（其他用料亦可）夹好固定。

主治：各种骨折。

20）中药熏洗方

组成：透骨草30克，骨碎补30克，伸筋草30克，威灵仙30克，川椒20克，红花30克，赤芍30克，续断30克，牛膝30克，乳香30克，没药30克。

用法：以上药物放入砂锅内，加清水3500毫升，浸泡30分钟，煮沸30分钟，取药液2000毫升倒入小盆内，熏蒸骨折处10分钟，待药液温度适宜时，用药液熏洗患处，至皮肤潮红。

主治：骨折。

21）断骨丹

组成：荆芥、茜草、三七、自然铜、白及粉、羌活、地鳖虫各240克，蒲公英180克，续断、苏木、五加皮、红花、没药炭、皂角粉（土煨）、落得打、香元各500克，肉桂45克，防风60克，乳香炭740克，生大黄90克。

用法：上药研为细末，蜂蜜加入蛋清500克，打成糊状调敷患处。

主治：一切跌打损伤、骨断、骨裂早期、脱位、血阻不散、肿胀疼痛。

22）外敷活血散

组成：苏木、红花、制乳香、血竭、丁香各3克，制没药、自然铜（醋淬七次）各4.5克，马钱子（油炸去毛）6克。

用法：上药研为细末。酒或醋调敷伤处。

主治：骨折早期。

23）如圣膏

组成：高良姜、吴茱萸、金毛狗脊（去皮）、木鳖子（去壳）、白胶香（别研）、龟甲（醋蘸炙黄）、当归各15克。

用法：上药研为细末，入面，用酒熬膏，以面熟为度。以手法接好筋骨，外敷本膏，外封7重纸，系定。

主治：跌打损伤，筋断骨折早期。

24）山西省秘方验方

组成：五加皮4两，公乌鸡一只（去毛骨皮血）。

用法：公乌鸡同五加皮捣烂敷患处，用布包好，贴至一周时揭去。用五加皮5钱，用黄酒煎服尽量饮，以醉为妙。

主治：骨折。

25）接骨散

组成：骨碎补90克，沉香30克，乳香60克，没药60克，透骨草60克，穿山龙60克，续断90克，楠香240克，煅自然铜90克，地鳖虫30克，螃蟹（焙灰）90克，煅狗骨（焙灰）120克，当归30克，接骨仙桃草30克。

用法：上药研为细末，酒、水各半，调拌成糊状。每日敷1次，每次6小时。

主治：骨折中、后期或骨折延迟愈合者。

26）化瘀通络洗剂

组成：骨碎补、苏木、桑寄生、伸筋草、威灵仙各15克，桃仁、续断、当归尾、桑枝各9克，川芎、红花各6克。

用法：加黄酒60克，水煎熏洗。每日1剂，熏洗2次。

主治：骨折脱位后期，筋络挛缩酸痛者。

27）夜合二香熏洗药

组成：合欢皮14克，水当归14克，香巴戟14克，骨碎补 14 克，香通 14 克，血通 14 克，牛膝 14 克，甘松 14 克，夜交藤 20 克，海桐皮 10 克。

用法：水煎。熏洗患部，每二日 1 剂，每日 2～3 次。

主治：骨折后期，夜眠患肢不适，走路过多自感骨折端时而疼痛，患肢无力、肿胀。

28）舒筋活血洗剂

组成：土牛膝 15 克，伸筋草 15 克，透骨草 15 克，归尾 9 克，红花 9 克，骨碎补 15 克，秦艽 9 克，桑寄生 15 克，五加皮 9 克，木瓜 9 克。

用法：水煎，每剂加黄油 60 克，趁热熏洗患处，每日 1 剂，熏洗 2 次。

主治：骨折、脱位后期，瘀血凝聚，筋结不伸。

29）家庭秘方验方

组成：凤仙花根、杉木炭等。

用法：若骨断痛极难忍，可先取凤仙花根（越肥大越好）一段，磨为粉末用酒调服，再取白砂糖适量蒸极融化，与杉木炭粉和匀摊于硬纸上，趁热贴于伤处。治疗期间，忌食生冷、发物。

主治：各种骨折。采用此方，无论伤筋断骨，均较快可愈。

30）家庭秘方验方

组成：当归 21.5 克，川芎 15 克，骨碎补 15 克，乳香 7.5 克，木香 3 克，川乌 13.5 克，黄丹 18 克，古钱（需加工）9 克，没药 7.5 克。

用法：先将上药共研为末，再放入芝麻油 45 克，然后调制为膏摊于硬纸上，贴于患处。

主治：各种骨折。

3. 偏方验方（内服）

1）铜酒

组成：赤铜屑 5 克。

用法：取赤铜屑（或以红铜钱锉末，或以红铜一片火水淬，屑即落下），放入干净瓷瓶中，加白酒 2000 毫升，香醋 30 毫升浸泡，10 天后，开取上清液。口服，每日 1~2 次，每次约 50 毫升。

主治：骨折损伤或暑湿瘫痪。

2）石蟹酒

组成：活河蟹雌、雄各 1 只，大者更佳，或石蟹（形如蟛蜞）3~5 只。

用法：取上药洗净后捣烂，加陈酒 1000 毫升，熬煮 30 分钟，然后取酒待温。若无活蟹，干蟹烧灰。用酒冲服亦可。口服，每日 3 次，每次 30~50 毫升。

主治：跌打疼痛，骨折等。

3）土鳖虫药酒

组成：土鳖虫、乳香、没药、自然铜、骨碎补、大黄、血竭、硼砂、当归，各等分。

用法：将上药共研为细末备用。口服，每日 3 次，每次 3~6 克，黄酒送服。

主治：骨折及其瘀血内停者。

4）小铜锤药酒

组成：小铜锤 15 克，白酒 500 毫升。

用法：将小铜锤浸泡入酒中，2~3 天后即成。口服，每日 3 次，每次 10 毫升。

主治：骨折，跌打损伤等。

5）白背三七酒

组成：白背三七30克，白酒500毫升。

用法：口服，每日2次，每次10ml。将上药九蒸九晒，浸酒15～20天即成。

主治：外伤出血、骨折等。

6）当归白芍药酒

组成：当归、白芍药、续断、骨碎补、威灵仙、木瓜、天花粉各12克，黄英、熟地黄各15克，自然铜、土鳖虫各10克，黄酒1000毫升。

用法：将上药除去杂质，放入黄酒中浸泡，3～5天后可服用。每日2次，每次10～20毫升。

主治：骨折日久不愈等。

7）舒筋汤

组成：当归12克，陈皮、羌活、骨碎补、五加皮、木瓜各9克，伸筋草、桑寄生各15克。

用法：水煎服，每日1剂。

主治：骨折及关节脱位后期，或软组织病变所致的筋络挛痛。

8）合欢花粥

组成：合欢花30克（鲜花用50克），粳米50克，红糖适量。

用法：上料同入砂锅中，加水如常法煮粥，至米花粥稠，表面有油为度。每晚空腹在睡前1小时，温热顿服。

主治：跌打损伤，骨折肿痛，健忘失眠，虚烦不安，急怒忧郁等症。

9）桃仁粥

组成：桃仁15克，粳米50克，红糖适量。

用法：桃仁捣栏，加水浸泡，研汁去渣。粳米，红糖适量同入锅内，加水 450 毫升，用文火煮成稀薄粥。温热服食。

主治：运用于跌打损伤，骨折肿痛，胸胁刺痛，妇女血滞经闭，痛经，产后瘀阻腹痛，血燥便积等症。

10）壮筋鸡

组成：雄乌鸡 1 只（500 克左右），三七 5 克，黄酒、酱油各适量。

用法：雄乌鸡，去毛及肚中内脏，洗净，另取地道的三七 5 克切片，纳入鸡肚中，加少量优质黄酒，隔水清炖。佐餐，蘸酱油服。

主治：可辅治骨折，中老年人尤宜。

11）骨碎补煲猪腰

组成：猪腰 1 个，骨碎补 6 克。

用法：先将猪腰洗净切开，剔去中间筋膜，把骨碎补研细，纳入猪腰内，用线扎紧，加清水适量煮熟。饮汤吃肉。

主治：适用骨折肿痛以及肾虚腰痛，肾虚之患等疾患。

12）枸杞子煲猪腰

组成：枸杞子 100～150 克，猪腰 1 对。

用法：猪腰洗净后切去脂膜，切成小块，放入枸杞叶，加水煲汤。调味服食。

主治：骨折后期肾虚者以及肾虚遗精，肾虚耳聋等症。

13）蟹肉汤

组成：新鲜湖蟹两只。姜、醋、酱油各适量。

用法：取蟹肉（带黄），待粳米粥熟时，入蟹肉，再配以适量的生姜、醋和酱油，即可食用。佐餐服用。

主治：可辅治骨折。

14）牛肉红枣汤

组成：牛肉 250 克，红枣 10 枚。盐、味精少许。

用法：将牛肉切成小块与红枣文火加热。佐餐食用。

主治：促进骨折伤口愈合。

15）河蟹酒

组成：活河蟹雌、雄各1只，愈大愈好，陈酒1千克。

用法：共煮熬半小时，然后取酒待温。上酒分1～3次服完，每次服后宜盖被酣睡两小时。

主治：适宜于骨折跌伤疼痛。

16）骨碎补茶

组成：骨碎补50克，桂枝15克。

用法：将上药同煎煮。代茶饮。

主治：可辅治骨折，身体偏寒者尤宜。

17）鸡血藤酒

组成：鸡血藤60克，白酒500克，冰糖60克。

用法：将鸡血藤、冰糖浸入白酒中，泡7天后即可。每次20毫升，日服2次。

主治：辅治上肢扭挫伤者。

18）接骨丹

组成：土鳖虫2钱，自然铜3钱，血竭3钱，骨碎补5钱，当归5钱，乳香、没药各5钱，硼砂1钱，大半夏（制）3钱，半两钱1文（此味如无，不用亦可）。

用法：上药共研为细末，每服0.24克或0.5克，酒服。

主治：骨折。

19）接骨紫金丹

组成：土鳖虫10克，乳没10克，自然铜（制）5克，骨碎补10克，大黄5克，血竭5克，硼砂2.5克，归梢5克，红花5克。

用法：水煎，酒服。

主治：骨折。

20）接骨紫金丹又方

组成：当归 7.5 克，熟地 10 克，赤芍 52.5 克，土鳖虫 10 克，乳香、没药各 15 克，碎补 10 克，血竭 5 克，自然铜 7.5 克，延胡索 7.5 克，桂枝 5 克，红花 5 克，木香 7.5 克，牡丹皮 7.5 克，甘草 2.5 克。

用法：水煎，酒服。

主治：骨折。

21）接骨丸

组成：螃蟹（焙黄）8 个，乌鸡骨 100 克，煅自然铜 50 克，血竭 20 克，甲珠 30 克，甜瓜子 100 克，骨碎补 150 克，猪下巴骨 100 克，制马钱子 10 克，地龙 50 克，麻黄 30 克。

用法：炼蜜为丸，每丸重 6 克，一日 3 次，黄酒或开水送服。

主治：骨折患者中、后期，骨折迟缓愈合。

22）强筋壮骨丸

组成：紫河车一具，何首乌 100 克，补骨脂 100 克，千年健 50 克，甘草 50 克，龟甲 50 克，豹骨 30 克，猴骨 100 克，狗骨 100 克，鹿角胶 50 克，三七 30 克，黄芪 100 克，红参 30 克。

用法：炼蜜为丸，每丸重 6 克，1 日 3 次，黄酒或开水送服。

主治：骨折迟缓愈合或骨不连，身体虚弱的骨折患者。

23）接骨散

组成：飞天蜈蚣 100 克，接骨木 100 克，九香虫 50 克，竹节虫 30 克，龙骨 100 克，牡蛎 100 克，自然铜 50 克，桂枝 30 克，碎蛇 30 克，菌灵芝 30 克。

用法：上药共研细末，1日2次，每服9克，黄酒或开水送服。

主治：外伤性骨折中、后期。

24）一字散

组成：五灵脂（别研）、川乌头（去皮、脐，生用）、没药（别研）、草乌头（去皮、脐、生用）各120克，地龙（别研）、乳香（别研）各25克，麝香（别研）1.5克，朱砂（别研）0.9克，白胶香30克。

用法：上药研为细末。每次0.3克，温酒调服。腰以上伤损，食后服；腰以下伤损，食前服。觉麻为验，未麻加药，麻甚即减。

主治：跌仆伤损，筋伤骨折早期。

25）一盘珠汤

组成：续断15克，生地12克，川芎12克，广木香6克，红花6克，泽兰12克，当归12克，赤芍12克，苏木12克，桃仁6克，乌药12克，大黄6克，甘草6克，制乳香9克，制没药9克，丹参9克，三七粉6克。

用法：水煎服。每日1剂。

主治：骨折后1~2周内，血瘀经络，气血不利之疼痛、肿胀、关节屈伸不利。

26）人中白散

组成：人中白（醋淬）。

用法：上药研为末。每次1.5克，用酒送服。

主治：闪挫跌仆，伤骨极重者。

27）三神散

组成：黑豆（连皮炒）60克，当归（酒浸，切，焙）、熟干地黄（焙）各30克。

用法：上药制为细散。每次 1.8 克，食前温酒调服。

主治：拗折伤肿早期，瘀肿疼痛。

28）干地黄散

组成：干地黄、当归、羌活、苦参各 15 克。

用法：上药治下筛。每次 1.5 克，酒送服。每日 3 次。

主治：折骨断筋疼痛早期。

29）止痛散

组成：黄麻（烧灰）60 克，头发（烧灰）30 克，乳香 15 克。

用法：上药研为末。每次 9 克，温酒调服。

主治：折伤筋骨早期。

30）止痛散

组成：归身、西红花各 9 克，血竭 3 克，乳香、没药各 9 克，三七 6 克，麝香 3 克。

用法：上药研为细末，玻璃瓶收贮。每次 1.5～3 克，黄酒送服。

主治：骨折早期，手术前预服。

31）内托散

组成：当归 15 克，熟地黄（酒浸）、木鳖子、川芎、草乌、芍药、细辛各 30 克，自然铜（火煨，醋淬，为末）6 克。

用法：上药研为末，酒煮为丸，如麻子仁大。每次 5 克，温酒送服，不拘时候。或研为末，木瓜调酒下。

主治：骨折早期。

32）活血汤

组成：柴胡 6 克，归尾 9 克，赤芍 9 克，桃仁 9 克，鸡血藤 15 克，枳壳 9 克，红花 5 克，血竭 3 克。

用法：水煎服。每日 1 剂。

主治：骨折早期，瘀肿疼痛者。

33）活血止痛汤

组成：大黄10克，地鳖虫10克，当归15克，川芎15克，赤芍12克，泽兰10克，制乳香10克，制没药10克，续断10克，自然铜10克，毛姜10克，红花10克，桃仁10克。

用法：水煎服。每日1剂。

主治：骨折早期恶血留内，瘀结疼痛。

34）新伤续断汤

组成：当归尾12克，地鳖虫6克，乳香3克，没药3克，丹参6克，自然铜（醋煅）12克，骨碎补12克，泽兰叶6克，延胡索6克，苏木10克，续断10克，桑枝12克，桃仁6克。

用法：水煎服。每日1剂。

主治：骨折损伤初、中期。

35）九分散

组成：乳香、没药、马钱子、麻黄各120克，地鳖虫、自然铜各120克。

用法：上药研为细末。每次2.7克，温开水送服。

主治：跌打损伤中期，筋骨受损，红肿疼痛，或刑杖之伤。

36）正骨散

组成：麻黄（去节）、木贼（去节）、炒甘草，各等量。

用法：上药研为细末。每次6～10克，热酒调服，每日2次，不拘时候。

主治：打仆损伤，骨折筋断中期。

37）正骨散

组成：地鳖虫（大者）10个，母丁香（有窠者）1个，巴豆（取霜）1粒，没药0.3克，自然铜（煅，酒淬3次）3

克，麝香（取当门子0.3克）1粒。

用法：上药研为细末。每周0.3克，先以酒漱口净，吐去，次以酒一口送药下，再咽一口。暖室住歇，以手扶损处。

主治：跌打伤重，骨折中期不能动覆者。

38）军中跌打丸

组成：当归30克，地鳖虫30克，川芎30克，血竭30克，没药30克，麻黄、自然铜、乳香各60克。

用法：上药研为细末，炼蜜为丸，每丸重3克。每次1～2丸，温开水送服，每日1～2次。

主治：跌打损伤，筋断骨折中期，瘀血攻心等症。

39）龙参接骨丸

组成：人参，地龙。

用法：上药研为末，炼蜜为丸，每丸重6～9克。每次1～2丸，1日2次。

主治：骨折中、后期，瘀已消，痛已减，骨折尚未愈合。

40）壮骨强筋汤

组成：续断9克，川芎6克，骨碎补9克，当归9克，红花3克，熟地12克，桃仁6克，甘草3克，补骨脂9克，煅自然铜9克，怀牛膝9克，制乳香3克。

用法：水煎服。每日1剂。

主治：骨折、伤筋的中、后期。

41）壮筋续骨丹

组成：当归、白芍、茯苓、莲子肉、鹿角霜、补骨脂、骨碎补、续断、肉苁蓉、熟地各100克，儿茶、红花、酒川军、丁香、木香、血竭（另研）、冰片（另研）各50克，牡丹皮、五加皮、三七（另研）、乳香各30克，朱砂（另研）、甘草各25克。

用法：除血竭、三七、冰片、朱砂另研外，其余药共研为细末，与血竭等四味药末和匀，炼蜜为丸，每丸重10克。成人早、晚各服1丸，儿童酌减。

主治：骨折中期、脱位、伤筋。

42）跌打补骨丸

组成：三七30克，五加皮60克，杜仲90克，苏木60克，酒续断90克，红花60克，血竭30克，骨碎补90克，酒防风60克，白芷60克，当归尾60克，桃仁60克，扁豆60克，酒大黄30克，泽泻90克，茯苓90克，川芎30克，白术90克，枳壳60克，广木香60克，桔梗60克，醋煅自然铜150克。

用法：上药研为末，炼蜜为丸，每丸重9克。每次1丸，每日早、晚各1次，黄酒送服。

主治：跌打损伤，骨折中期。

43）跌打营养汤

组成：枸杞15克，当归6克，川芎4.5克，白芍9克，淮山药15克，西洋参3克（或党参15克），木瓜9克，砂仁3克，甘草3克，骨碎补9克，续断9克，熟地15克，黄芪9克，补骨脂9克，三七4.5克。

用法：水煎服。每日1剂。

主治：骨折中、后期。

44）八珍散

组成：当归（去芦）、川芎、熟地黄、白芍药、人参、炙甘草、茯苓（去皮）、白术各30克。

用法：上药研为细末，每次9克，水450毫升，加生姜5片，大枣1枚，煎至310毫升，去滓，口服，不拘时候。

主治：骨折后期，或损伤失血过多，气血两虚。面色苍白或萎黄，头晕眼花，四肢倦怠，气短懒言，心悸怔忡，食欲减退，舌质淡、苔薄白、脉细虚，或创面流脓清稀。

45）人参散

组成：人参、白术、肉桂、续断、黄芪、当归、乌药，各等量。

用法：水煎服。每日1剂。

主治：接骨之后，无力，不能行动。

46）人参养荣汤

组成：熟地、五味子、茯苓各7克，肉桂心1克，远志5克，党参、白术、炙黄芪、炙甘草、陈皮、当归、白芍、大枣、生姜各10克。

用法：水煎，其中肉桂心冲服，每日1剂，按以上药量比例，共研为细末，其中姜、枣煎浓汁，制为丸如绿豆大。每次10克，每日2次。

主治：骨折、损伤后期气血虚弱，面色萎黄，心悸，健忘，或阴疽溃后久不收敛。

47）右归丸

组成：熟地黄250克，淮山药120克，山茱萸肉120克，枸杞子120克，菟丝子120克，杜仲120克，鹿角胶120克，当归90克，附子60克，肉桂60克，蜜糖适量。

用法：上药研为细末，炼蜜为小丸。每次10克，每日1～2次。

主治：骨折及软组织损伤后期，肝肾不足、精血虚损而致的神疲气怯，或心跳不宁，或肢冷痿软无力。

48）左归丸

组成：熟地黄250克，淮山药120克，山茱萸肉120克，枸杞子120克，菟丝子120克，鹿角胶120克，龟甲120克，川牛膝120克，蜜糖适量。

用法：共研为细末，炼蜜为丸，如豆大。每次10克，每日1~2次，饭前服。

主治：骨折后期或损伤日久，肾水不足，精髓内亏，腰膝腿软，头昏眼花，虚热，自汗，盗汗等证。

49）加味益气丸

组成：党参、黄芩各15克，黄芪、生山药各30克，归身9克，柴胡、牛膝各12克，陈皮、升麻、防风各3克，甘草6克。

用法：上药研为细末，水为丸。每次9克，每日3次。或水煎服。

主治：骨折后期气血虚滞，面色㿠白，肢体虚肿，关节不利。

50）壮骨丸

组成：当归、熟地、党参、生姜、红花、补骨脂、刘寄奴各100克，赤芍、杜仲、木瓜、川芎各50克，川续断、五加皮各75克，黄芪150克。

用法：上药研为末，炼蜜为丸，每丸重6克，每日早、晚各服1丸，白水送服。

主治：骨折及软组织损伤后期。

51）壮筋续骨丹

组成：当归、补骨脂、菟丝子、党参、刘寄奴各60克，熟地120克，骨碎补、黄芪、地鳖虫各90克，川芎、白芍、杜仲、桂枝、三七、虎骨、木瓜各30克，续断、五加皮各45克。

用法：上药研为细末，糖水泛丸。每次12克，温酒送服。

主治：骨折、脱位、伤筋后期，筋骨软弱无力。

52）家庭秘方验方

组成：活蟹等。

用法：取活螃蟹 1~2 只，生捣如泥，用滚酒冲服。

主治：各种骨折。

53）家庭秘方验方

组成：古铜钱末等。

用法：将古铜钱烧红淬入好醋内，再烧再淬，连制 7 次。取其碎渣研为细末，每次以酒冲服 6 克，其骨自接。

主治：各种骨折。

【概述】

慢性腰肌劳损又称"腰背肌筋膜炎""功能性腰痛"等。主要指腰骶部肌肉、筋膜、韧带等软组织的慢性损伤，导致局部无菌性炎症，从而引起腰骶部一侧或两侧的弥漫性疼痛，是慢性腰腿痛中常见的疾病之一，常与职业和工作环境有一定关系。

【发病原因】

多因急性腰部损伤未及时处理或长期慢性劳损所致。由于腰部肌肉疲劳过度，如长时间弯腰工作，或由于习惯性姿势不良，或由于长时间处于某一固定体位，致使肌肉、筋膜及韧带持续牵拉，使肌肉内的压力增加，血供受阻，肌纤维收缩时消耗的能源得不到补充，产生大量乳酸，加之代谢产物得不到及时清除，积聚过多，而引起炎症、粘连，如此反复，即可造成筋膜增厚、肌腱挛缩，以及骨膜、纤维组织、纤维软骨增生等病理变化，风寒湿邪侵袭可加剧局部炎症反应。

【诊断方法】

本病诊断一般并不困难。患者有腰部扭伤史或慢性劳损史；有压痛点，腰背部压痛范围较广泛，压痛点多在骶髂关节背面、骶骨背面和腰椎横突等处，轻者压痛多不明显，重者伴随压痛可有一侧或双侧骶棘肌痉挛僵硬；X线检查，除少数可发现腰骶椎先天性畸形和老年患者椎体骨质增生外，多无异常发现。

【治疗手段】

1. 推拿治疗

1）治法一

揉法：患者俯卧于床，医者位于患者旁侧，用掌部沿损伤部位揉摩数次，以疏通筋络、调达气血，放松肌肉。

点按法：患者俯卧于床，医者站于旁侧，用双手拇指指腹点按痉挛紧张之腰大肌，以缓解肌痉挛，缓解肌肉的紧张状态。

分推法：患者俯卧于床，医者位于患者旁侧，用双手掌部分别触于患者两侧腰大肌处向两侧行八字分推，反复操作 3～4 次。以达到舒筋、活血、镇痛的作用。

屈髋推捋法：患者侧卧于床，屈髋屈膝，医者一手按住患者膝部，用力向上推膝使其极度屈髋，同时另一手掌根触于骶棘肌位用力向上推捋，反复操作 2～3 次，用以理顺筋络。

屈转法：患者仰卧于床，屈髋屈膝，医者双手扶按住患者小腿上端，进行回环摇转，反复操作 2～3 次，使腰骶部肌肉、韧带、关节得到松解、调整。

弹筋法：患者俯卧，医者位于患者旁侧，用双手 2～4 指触于腰大肌，用指尖横向弹拨 3～4 次，以松解、分离肌肉纤维层粘连。

主治：慢性腰肌劳损。

2）治法二

椎间小关节骨节错缝或滑膜嵌顿时，用坐位腰椎旋转复位法。

方法：患者端坐于方凳上，两足分开，与肩等宽，以右侧为例，医者坐或立于患者之后右侧，右手经患者右腋下至患者颈后，用手掌压住颈后，拇指向下，余四指夹持左颈部，同时嘱患者双足踏地，臀部正坐不要移动，医者左拇指推住偏歪的腰椎棘突之右侧压痛处。一助手面对患者站立，两腿夹住并用双手协助固定患者左大腿，使患者在复位时能维持正坐姿势。然后医者右手压患者颈部，使上半身前屈60°~90°，再继续向右侧弯（尽量大于45°），在最大侧弯位时使患者躯干向后内侧旋转，同时左拇指向左顶椎棘突，此时可感到指下椎体轻微错动，有轻微"喀啦"声。最后使患者恢复正坐，医者用拇、示指自上而下理顺棘上韧带及腰肌。

对于寒湿为主或老年腰痛，则宜在痛点周围做揉摩按压和弹拨捏拿，不宜做提腿扳动等较重的手法，以免引起不良反应。

主治：慢性腰肌劳损。

2. 针刺治疗

1）治法一

取穴：阿是穴、肾俞、委中、足三里、三阴交等穴。

治法：中等刺激，留针半小时。

主治：慢性腰肌劳损。

2）治法二

取穴：肾俞、气海俞、大肠俞、志室、命门、腰眼、腰阳关及相应的夹脊穴。

治法：常规刺法，留针20分钟，每日1次，6次为1疗程。

主治：慢性腰肌劳损。

3）治法三

取穴：天柱。

治法：常规刺法，边留针边嘱患者站立，活动腰部，范围由小到大，留针 20 分钟，每日 1 次，8 次为 1 疗程。

主治：慢性腰肌劳损。

4）治法四

取穴：手三里与曲池连线之中点。

治法：常规刺法，针后同时加腰部活动，主要向疼痛方向，留针 20 分钟，注意右侧腰痛取左侧穴位，左侧腰痛取右侧穴位，中间腰痛取左侧穴位，取针后站于患者腰腹前方，用一手按扶在肩前部，另一手按扶在髂骨后外侧部，双手对称地施以反旋转动，使腰部旋转，直至最大限度。

主治：慢性腰肌劳损。

5）治法五

取穴：主穴选取秩边、腰阳关、腰俞，配穴按照继发下肢症状选择相应点为针刺点。

治法：患者俯卧，常规针刺法。留针半小时，每隔 10 分钟行针 1 次，10 次为 1 疗程，隔 3 天进行下一疗程。

主治：慢性腰肌劳损。

6）治法六

取穴：取腰部一侧或两侧骶棘肌压痛、结节、条索、僵硬处。

治法：针刺前，在预定针刺部位上下用左手拇指向针刺处推按，继而用碘酒及乙醇棉球消毒，针刺时左手拇、示、中三指夹紧被刺部位，右手持三棱针对选定部位刺入 3~5 毫米，随即将针迅速退出，轻轻挤压针孔周围，使出血少许（1~3 毫升），然后用消毒棉球按压针孔，每次治疗选择 2~4 处针刺放血，隔日 1 次，3 次为 1 个疗程，共治疗 2 个疗程。

主治：慢性腰肌劳损。

3. 拔罐治疗

1）治法一

治法：取肾俞、命门、腰阳关、腰俞、白环俞、阿是穴、环跳、殷门、居髎、阳陵泉、委中等穴，每次选其4~5个穴，施火罐，留罐15分钟，或在腰骶段督脉、脊柱两侧膀胱经内侧循行线及疼痛区域上寻找压痛敏感点拔火罐，若针刺的同时配合拔罐，则效果更佳。

主治：腰痛。

2）治法二

治法：患者取俯卧位，取足太阳经、督脉、夹脊穴、阿是穴，充分暴露拔罐部位，留罐15~20分钟，至局部皮肤呈紫红色为度。

主治：慢性腰肌劳损。

3）治法三

治法：患者俯卧，后背暴露，取肾俞、大肠俞、气海俞和局部压痛点，局部常规消毒，毫针常规刺，然后针上加拔火罐，火罐留置15分钟，针留置30分钟，对条索状粘连严重者可取条索的头、尾和中心各刺一针，针下有胀痛感并施提插强刺激手法，然后针上加拔火罐，火罐留置15分钟，针留置30分钟。若经期腰酸痛加重者可加刺三阴交、命门（加火罐）。每日1次，12次为1疗程，疗程间休息1天。

主治：慢性腰肌劳损。

4. 灸法治疗

1）治法一

治法：取阿是穴、命门、肾俞，将当归、白芍、红花、川续断、狗脊、公丁香、桑白皮、升麻、川芎、木香各10克，没药、乳香各6克，全蝎3克共研细末，同时以75%酒精调制成厚约3厘米的药饼，并用细针在药饼上戳数孔，置于上穴，再放上艾炷点燃隔药施灸，每穴5~7壮，每日1次，10次为1疗程。

主治：腰痛。

2）治法二

治法：隔药灸。熟地黄24克，山茱萸12克，淮山药12克，茯苓9克，泽泻9克，牡丹皮9克，制附子6克，桂枝6克，川芎9克，秦艽9克，干姜6克，防风10克，桑寄生10克。上药打粉，用蜂蜜做成直径4厘米、厚0.5厘米药饼，用三棱针将药饼均匀穿刺孔，将艾条截成长2厘米的艾炷，取俯卧位，将3个药饼分别贴于双侧肾俞穴和腰阳关穴，艾炷置于药饼上，点燃艾炷。待患者感觉皮肤有热感且不能忍受时将药饼略提起，稍后放下再灸，艾炷燃尽后换艾炷，每穴灸3壮，若药饼烤焦裂，可换药饼，每日治疗1次，5次为1个疗程，共治疗3个疗程。

主治：慢性腰肌劳损。

5. 耳穴治疗

治法：取耳穴腰、肾、肛、神门等，用王不留行籽进行压豆操作，3日1次，1个月为1疗程。

主治：腰痛。

6. 偏方验方（外用）

1）颈腰痛擦酒

组成：伸筋草5000毫升，穿山龙240克，九龙木、天青地红、百灵草、椿树根、椿树须、南天竹干、南天竹根、南天竹叶、红花、泽兰叶、当归尾、细辛、薄荷根、木瓜、牛膝、川乌、草乌各180克。

用法：先将川乌、草乌按常法炮制，再与其余各药共切细，与黄酒 1000 毫升，醋 1000 ~ 2000 毫升，加热煮 5 分钟，冷却，再煮沸，再冷却，共 3 次，过滤去渣，取液后再煮沸 1 次，贮藏备用。外用，医者以头发团蘸药酒，在压痛最明显处进行旋转按摩，范围 $10 \times 10 ~ 20 \times 20$ 厘米^2，以中心散向边缘，使患处逐渐潮红。

主治：颈肩腰腿痛等。

2）风湿药罐

组成：制马钱子 10 克，川乌 10 克，草乌 10 克，肉桂 10 克，细辛 10 克，全蝎 10 克，苍术 10 克，祖师麻 10 克，高粱白酒 500 毫升。

用法：将上药共研极细末，密封浸泡于白酒中 3 天后备用。以不同伤势选用大小不同的火罐，患者取卧位或坐位，选择阿是穴为主，暴露患伤部位，用中药酒涂擦剂涂成直径约 10 厘米的圆面，以痛点为中心，用闪火法拔罐，留置 15 分钟后取下。可用一个或多个火罐，如果 1 次未愈，则每日 1 次，7 天为一疗程。

主治：肥大性脊柱炎、风湿性或类风湿性关节炎、颈椎病、肩周炎、腰肌劳损、坐骨神经痛、损伤性关节炎等疾病引起的关节及躯体疼痛，中医属于风、寒、湿、瘀所致者。

3）古代秘方验方

组成：木香 3.125 克，黑附子 3.125 克，母丁香 3.125 克，沉香 3.125 克，干姜 3.125 克，官桂 3.125 克，朱砂 3.125 克，明雄 3.125 克，陈皮 3.125 克，吴茱萸 3.125 克，杏仁 3.125 克，白矾 3.125 克，硫黄 1.58 克，轻粉 0.63 克，麝香 0.63 克。

用法：上药研为末，蜜丸如弹，阴干。临用时，用生姜汁，调一丸，用手蘸药，按两腰眼，可止痛。

主治：腰痛。

4）活络消痹熏蒸方

组成：薏苡仁、怀牛膝各30克，秦艽20克，透骨草、红藤、桂枝、伸筋草、羌活、桑枝、丹参、三棱、防风、当归、杜仲、络石藤、威灵仙各10克，甘草、苏木各6克。

用法：将上述药物加3000毫升水进行煎煮，然后与煮沸温水150毫升、黄酒70毫升、陈醋80毫升，混合成汤剂。

主治：颈肩腰腿痛。

5）中药药熨方

组成：制川乌、透骨草各15克，羌活、红花、川芎、赤芍、当归、穿心莲、威灵仙、独活、天花粉、白芷各10克，炙麻黄、桃仁、乳香、干姜、土鳖虫各5克，细辛3克。

用法：水煎。先将煎煮后的药渣装入药袋，并用绳子把药袋口扎紧放入蒸锅内，再加适当的代煎中药，盖紧锅盖加热备用。患者卧于床上，暴露治疗部位，注意保暖，治疗部位放置一次性垫单，将预先加热好的中药袋放在治疗部位，将垫单包上以保暖，治疗时间约为1小时，每日2次，10天为1个疗程，共治疗2个疗程。

主治：慢性腰肌劳损。

6）祛痛散

组成：青风藤、海风藤、防风、土茯苓、川牛膝、狗脊、熟地各100克，土鳖虫、穿山甲、地龙、独活、秦艽各150克，桑枝、桂枝、威灵仙、细辛各50克。

用法：上药粉碎成末，同时用促渗剂和凡士林调和上述药粉，用手抓起药粉稍加握力，以药液从手指缝挤出而不滴下为度，再将药粉装入纱布袋压扁成药饼，厚度以1～1.5厘米为宜。将药饼敷于患病部位，每日治疗1次，每次50分钟，15次为1个疗程，间隔2天再进行下一个疗程，连续治疗4个疗程。

主治：慢性腰肌劳损。

7）双柏散

组成：黄柏20克，侧柏叶10克，大黄10克，泽兰10克，薄荷10克，蜂蜜3毫升，水少许。

用法：将以上中药研成粉混合均匀，加蜂蜜，再加水适量煮调成糊状即成，配制时注意黏稠度适中，药膏温度约40℃为宜，温度过高会烫伤皮肤。

主治：慢性腰肌劳损。

8）止痛方药酒

组成：制半夏、阿胶、牛膝、木香、制南星、当归、菟丝子、红花、续断、羌活、独活、木瓜各10克，杜仲12克，米酒（56°）1000毫升。

用法：将上药放入酒中密封浸泡10天，每3天振摇一次，3天后倒出提取液，沉淀过滤得上清液即可。患者取俯卧位，裸露腰部，取出制备好的药酒，每次10毫升，外擦痛处，每日3次。

主治：慢性腰肌劳损。

7. 偏方验方（内服）

1）羊骨酒

组成：羊胫骨1副。

用法：上药捣碎，武火快速醋炙，放入1000毫升白酒中浸泡，7天后开取。口服，每晚酌饮10～20毫升。酒后避风寒，慎房事。

主治：腰、脚筋骨疼痛等。

2）鹿茸酒

组成：鹿茸片。

用法：取适量鹿茸片，用酒浸泡10天以上。口服，每日2次，每次约20毫升。

主治：虚劳体弱，精神倦乏无力，肝肾亏虚而致眩晕，耳聋，目眩，腰膝酸痛等。

3）腰痛酒

组成：杜仲15克，破故纸、苍术、鹿角霜各9克。

用法：将上药研成粗粉，加入白酒500毫升浸泡7天，过滤去渣即成。口服，每日2次，每次20～30毫升，连服7天。

主治：风湿腰痛，多年腰痛等。

4）杜仲温通酒

组成：杜仲20克，生地黄150克，当归、乌头、川芎各75克。

用法：将上5味药共切细，加入2000毫升白酒中，密封浸泡5天后开取，过滤去掉药渣，即可服用。口服，不定时，适量饮服。

主治：腕伤，腰痛等。

5）牛膝炖猪肉

组成：土牛膝（倒口草）100克，猪瘦肉200克。冰糖50克。

用法：土牛膝加水适量，煎煮30分钟，过滤取汁500毫升，瘦肉切丁，与过滤药汁炖煮，直至瘦肉烂熟，加入冰糖即成。佐餐食用。

主治：辅治腰肌劳损。

6）风湿酒

组成：狗脊250克，威灵仙150克，忍冬藤250克，前胡150克，当归100克，白酒6500克，白糖1500克，紫花地丁230克。

用法：取上述药物组成混合白酒，浸渍 15 天后，取上层澄清药液备用。口服，1 次 15～30 毫升，1 日 3 次。

主治：用于风湿痹痛，腰膝酸痛，四肢麻木，关节炎等。

7）舒筋散

组成：延胡索、当归、桂心、牛膝、桃仁、续断，各等分。

用法：上药研为末，每服 2 钱，酒调下，空腹服。

主治：瘀血腰疼。

8）立安散

组成：白牵牛 10 克，当归 5 克，肉桂 10 克，延胡索 10 克，杜仲（炒）10 克，茴香（炒）10 克，木香 2.5 克。

用法：上药共研为末，空腹服，酒下，两匙。

主治：腰痛。

9）利肾化瘀汤

组成：生地、杜仲、茯苓、泽泻、琥珀、桃仁、参三七、火麻仁、蒌仁、酒军、石膏、木通。

用法：1 日 1 剂，1 日 3 次。琥珀兑服。

主治：肾损伤、腰部损伤。

10）劳痛饮

组成：黄芪 15 克，杜仲、破故纸各 3 克，核桃仁 8 个，红花 1.5 克。

用法：酒煎。每日 1 剂，日服 2 次。

主治：劳伤腰痛。

11）地黄把子酒

组成：地黄 30 克，枸杞 100 克。

用法：泡酒 500 毫升，半月后启用。每日饮 2 次，1 次饮 10 毫升。

主治：腰肌劳损。

12）红颜酒

组成：核桃仁 60 克，小红枣 60 克，白蜜 60 克，光杏仁 30 克，酥油 30 克，烧酒 500 毫升。

用法：先把白蜜、酥油溶化，入酒和匀，将其余 3 味药研碎，入酒内，密封，浸 21 天即成。1 次服 15 毫升，每日服 2 次。

主治：腰痛。久服令人面色红润，也可作为老年保健用酒。

13）山楂酒

组成：山楂片 250 克，桂圆肉 250 克，大枣 30 克，红糖 30 克。

用法：用米酒 1000 毫升浸泡 10 天即成，浸泡时每天摇动 1 次，以利于药味浸出。每晚睡前服 30～60 毫升。

主治：常服对肌肉关节疼痛、老人腰腿酸痛有一定防治作用。

14）成药秘方验方

首选成药：健腰丸，1 次 1 丸，1 日 2 次，空腹温开水送服；左归丸，1 次服 9 克，1 日 2～3 次，温开水送服，脾虚便溏者慎用。

备选成药：金匮肾气丸，1 次 1 丸，1 日 2 次，温开水或淡盐水送服；补肾强身片，1 次 5 片，1 日 2～3 次，温开水或淡盐水送服。

主治证：腰部隐隐作痛，喜用手捶按，遇劳加重，休息后减轻，伴见腿膝酸软、头晕耳鸣、手足麻木等，舌淡红、苔白，脉弱无力。

15）成药秘方验方

首选成药：舒筋药水，先以热毛巾敷患处 5～10 分钟后，再涂药液，每日 2～3 次，注意，本品有毒，不可内服。

备选成药：腰腿痛丸，1 次 20 粒，日服 2 次。

用法：本品内含马钱子，有毒，切勿多服，也不宜长期服用，孕妇也忌服；用作关节炎热熨剂，先将药袋揉搓 1~2 分钟，使之发热，然后袋面朝外敷患处，注意保温，可持续热熨 24 小时，要防止烫伤，温度过高时宜垫块毛巾。

主治证：腰部冷痛重着，转侧不利，喜暖畏寒，遇阴雨天疼痛加剧；舌淡、苔白腻，脉沉而迟缓。

16）成药秘方验方

首选成药：独活寄生丸，1 次 1 丸，1 日 2 次，温开水加黄酒少许空腹冲服，孕妇慎用。

备选成药：腰椎痹痛丸，每次服 1~2 丸，1 日 2 次；金毛狗脊丸，每次 1 丸，1 日 2 次，早、晚空腹温开水送服。

主治证：腰背部拘急，酸重疼痛，活动不利，时轻时重，舌淡、苔白腻，脉弦缓。

17）成药秘方验方

首选成药：小活络丹，1 次 1 粒，每日 2 次，温开水送服。

备选成药：鸡血藤浸膏片，1 次 4~6 片，每日 3 次，温开水送服；万应膏，烊化后外贴腰骶部痛处，孕妇忌用。

主治证：腰背胀痛，痛无定处，或痛如针刺，拘挛麻木等，舌暗或有瘀斑，苔薄，脉弦或涩。

18）薛氏秘方验方

组成：熟地 30 克，杜仲、麦冬各 15 克，五味子 6 克。

用法：水煎服，每日 1 剂。

主治：腰痛兼头痛。

19）古代秘方验方

组成：柏子仁。

用法：去油，冲酒吃。

主治：腰痛。

20）古代秘方验方

组成：杜仲9.375克，破故纸2.5克，小茴香3.125克，巴戟天3.125克，熟地6.25克，木香0.93克，菟丝子15.625克。

用法：水煎服。

主治：慢性腰肌劳损。

21）古代秘方验方

组成：杜仲6.25克，熟地6.25克，枸杞6.25克，破故纸2.5克，生地4.687克，菟丝子6.25克，小茴香2.5克，当归4.687克，桂枝2.5克，陈皮3.125克，甘草2.5克，福元5枚为引。

用法：水煎服。

主治：慢性腰肌劳损。

22）薛氏秘方验方

组成：柴胡、泽泻、猪苓、白芥子各3克，防己6克，白术15克，山药9克，肉桂1克，甘草15克。

用法：水煎服，每日1剂。

主治：腰痛，痛时不能俯腰。

23）薛氏秘方验方

组成：防己3克，柴胡、白芍、当归、白术、茯苓各9克，甘草、生姜、薄荷各3克。

用法：水煎服、每日1剂。若服2剂不效，于本方中加杜仲30克。

主治：腰痛，痛时不能直腰。

24）薛氏秘方验方

组成：白术120克，薏苡仁90克，芡实60克。

用法：加水6碗煎至1碗，一次服下。

主治：腰痛，痛时不止。

【概述】

急性腰扭伤是腰部肌肉、筋膜、韧带等软组织因外力作用突然受到过度牵拉而引起的急性撕裂伤，俗称"闪腰""岔气"，常发生于搬抬重物等腰部肌肉强力收缩活动时。急性腰扭伤可使腰骶部肌肉的附着点、骨膜、筋膜和韧带等组织撕裂。多发于青壮年和体力劳动者，若处理不当，或治疗不及时，也可使症状迁延成慢性。

【发病原因】

本病主要有两种原因。

第一，腰扭伤：多因行走滑倒、跳跃、闪扭身躯、跑步而引起，多为肌肉、韧带遭受牵制所致，故损伤较轻。

第二，腰挫裂伤：是较为严重的损伤，如高攀、提拉、扛抬重物的过程中用力过猛或姿势不正、配合不当，造成腰部的肌肉、筋膜、韧带、椎间小关节与关节囊的损伤和撕裂。

【诊断方法】

患者多有搬抬重物史，有的患者主诉受伤时听到清脆的响声。伤后腰部即出现剧烈疼痛，其疼痛为持续性，深呼吸、咳嗽、打喷嚏等用力时均可使疼痛加剧，休息后疼痛减轻但不消除，遇寒冷加重。脊柱多呈强直位，腰部僵硬，腰肌紧张，生理前凸改变，不能挺直，仰俯转侧均感困难，严重者不能坐立、行走或卧床难起，有时伴下肢牵涉痛。直腿抬高试验阳性，但加强试验为阴性。X 线摄片检查显示腰椎生理前凸消失和肌性侧弯，不伴有其他改变。

【治疗手段】

1. 推拿治疗

1) 治法一

揉法：患者俯卧于床，医者位于患者旁侧，用掌部沿损伤部位揉摩数次，以疏通筋络、调达气血、放松肌肉。

点按法：患者俯卧于床，医者站于旁侧，用双手拇指指腹点按痉挛紧张之腰大肌，以缓解肌痉挛和肌肉的紧张状态。

分推法：患者俯卧于床，医者位于患者旁侧，用双手掌部分别触于患者两侧腰大肌处向两侧行八字分推，反复操作 3～4 次。以达到舒筋、活血、镇痛的作用。

屈髋推挤法：患者侧卧于床，屈髋屈膝，医者一手按住患者膝部，用力向上推膝使其极度屈髋，同时另一手掌根触于骶棘肌位用力向上推挤反复操作 2～3 次，用以理顺筋络。

屈转法：患者仰卧于床，屈髋屈膝，医者双手扶按住患者小腿上端，进行回环摇转反复操作 2～3 次，使腰骶部肌肉、韧带、关节得到松解、调整。

弹筋法：患者俯卧，医者位于患者旁侧，用双手 2～4 指触于腰大肌，用指尖横向弹拨 3～4 次，以松解、分离肌肉纤维层粘连。

主治：急性腰扭伤。

2) 治法二

椎间小关节骨节错缝或滑膜嵌顿时，用坐位腰椎旋转复位法。

方法：患者端坐于方凳上，两足分开，与肩等宽，以右侧为例，医者坐或立于患者之后右侧，右手经患者右腋下至患者颈后，用手掌压住颈后，拇指向下，余四指夹持左颈部，同时嘱患者双足踏地，臀部正坐不要移动，医者左拇指推住偏歪的腰椎棘突之右侧压痛处。一助手面对患者站立，两腿夹住并用双手协助固定患者左大腿，使患者在复位时能维持正坐姿势。然后医者用右手压患者颈部，使上半身前屈 60°~90°，再继续向右侧弯（尽量大于 45°），在最大侧弯位时使患者躯干向后内侧旋转，同时左拇指向左顶椎棘突，此时可感到指下椎体轻微错动，有轻微"喀啦"声。最后使患者恢复正坐，医者用拇食指自上而下理顺棘上韧带及腰肌。

主治：急性腰扭伤。

2. 针刺治疗

1）治法一

取穴：人中、委中、昆仑、腰痛穴。

治法：针刺，强刺激，不留针。

主治：急性腰扭伤。

2）治法二

取穴：外关穴。

治法：常规针刺行提插、捻转手法，强刺激，得气后留针 20 分钟，每隔 5 分钟行针 1 次，留针期间让病人做俯仰、转侧、踢腿、下蹲动作。

主治：急性腰扭伤。

3）治法三

取穴：后溪穴。

治法：常规针刺法，留针 15 分钟，其间行针 3 次，同时令患者随意缓慢活动腰部，活动幅度逐渐加大，每日针刺 1 次。

主治：急性腰扭伤。

4）治法四

取穴：健侧飞扬穴。

治法：常规针刺法，边捻针边嘱患者活动腰部，留针20～30分钟，其间行针3次，每次运针1分钟，每日1次。

主治：急性腰扭伤。

5）治法五

取穴：人中、养老、腰痛点。

治法：常规针刺法，得气后边行针边令患者活动腰部，如前后屈伸、左右侧弯等动作，运动幅度由小到大，留针15分钟，其间行针2～3次，若针刺疗效欠佳，可在患部加拔火罐10分钟。

主治：腰扭伤。

6）治法六

取穴：主穴选取秩边、腰阳关、腰俞，配穴按照继发下肢症状选择相应点为针刺点。

治法：患者俯卧，行常规针刺。留针半小时，每隔10分钟行针1次，10次为1疗程，隔3天进行下一疗程。

主治：急性腰扭伤。

3. 拔罐治疗

治法：取腰部、骶部、环跳等痛点针刺加拔火罐。

主治：腰痛。

4. 耳穴治疗

治法：取耳穴腰、骶、腰椎、肾、神门，将王不留行籽贴附在小方块胶布中央，贴敷于耳穴上，嘱患者每天自行按压数次，3～5天后复诊更换穴位或酌情增减。

主治：腰扭伤。

5. 灸法治疗

治法：取肾俞、大肠俞、命门、阿是穴，将生姜 50 克捣如泥，樟脑粉 10 克，取大小约 10×10 厘米² 的纱布备用，治疗时先用温水浸湿纱布，拧干拉平，置于所取穴位上，将生姜泥铺于纱布上，厚约 1 厘米，压平，将樟脑粉分为 5 份，每份 2 克左右，每次取 1 份均匀地撒在生姜泥上，点燃樟脑燃灸，灸完 1 次，接着再放 1 份，直至灸完 5 次为止。

主治：急性腰扭伤。

6. 偏方验方（外用）

1）川椒药酒

组成：川椒、食盐各 30 克。

用法：将川椒和食盐放入 250 毫升白酒中浸泡 7 天后可用。将酒剂涂抹在腰部扭伤处按摩，然后再用掌根揉按局部并对昆仑穴、复溜穴、承山穴、委中穴、腰俞六、命门穴、肾俞穴等穴位做由上而下，再由下而上的推拿按摩，使之产生温热及舒适感。

主治：急性腰扭伤。

2）消肿散

组成：飞天蜈蚣 5000 克，生地 500 克。

用法：将上药共研细末备用。用凡士林、酒、水各等量调敷患处，新伤 24 小时内用冷敷，超过 24 小时加热调敷。

主治：骨折及脱位的早期，一切跌打扭挫伤，肌肉及韧带损伤局部瘀肿者。

3）跌打定痛散

组成：生大黄 500 克，蒲公英 500 克，见肿消 500 克，透骨消 500 克，散血草 500 克，马钱子 30 克，乳香 50 克，没药 50 克，冰片 30 克。

用法：将上药共研细末备用。

主治：一切损伤、挫闪伤局部瘀肿者，骨折及脱位早期血肿明显者。

4）过街笑

组成：木香3克，麝香0.15克。

用法：上药研为末。吹鼻，右病吹左鼻，左病吹右鼻。

主治：闪腰痛。

5）消肿散

组成：肉桂、焦山栀各3份，川军、制附子各2份。

用法：共研为细末，用油或鸡蛋清调成糊状。然后外敷患处，包扎固定。

主治：跌打损伤局部肿痛，外科疮疡肿痛，尤其对有红、肿、热、痛症状者疗效显著。

6）颈肩腿秘方验方

组成：硼砂适量，灯心草适量。

用法：将硼砂研为极细末，用灯心草沾硼砂末点患者双眼的内、外眦，泪出后即感腰部明显轻松。每30分钟点1次，一般点眼3次即可痊愈。每次点眼后患者都要活动腰部。

主治：急性腰扭伤。

7）颈肩腿秘方验方

组成：生姜适量，食盐少许。

用法：将生姜捣烂去汁，加食盐少许，拌后敷患处，用绷带固定。每日用1次，一般治疗2～3次可见效。

主治：颈、肩、腰、腿痛。

8）颈肩腿秘方验方

组成：白酒30～40毫升，食醋30～40毫升。

用法：混匀。稍微加热后洗擦扭伤处。有较好的消肿、散瘀、止痛作用。扭伤后未满 24 小时而局部肿胀较甚者，可先用凉毛巾湿敷，24 小时后再用本法治疗。皮肤破损者不宜采用本法。

主治：腰扭伤之肿痛、血瘀。

9）活络消痹熏蒸方

组成：薏苡仁、怀牛膝各 30 克，秦艽 20 克，透骨草、红藤、桂枝、伸筋草、羌活、桑枝、丹参、三棱、防风、当归、杜仲、络石藤、威灵仙各 10 克，甘草、苏木各 6 克。

用法：将上述药物加 3000 毫升水进行煎煮，然后与煮沸温水 150 毫升、黄酒 70 毫升、陈醋 80 毫升，混合成汤剂。

主治：颈肩腰腿痛。

7. 偏方验方（内服）

1）韭菜酒

组成：生韭菜或韭菜根 30 克，黄酒 100 毫升。

用法：将以上两味煮沸，或以韭汁调酒。口服，每天 1～2 次，酌量趁热饮服。

主治：急性闪挫性扭伤的气滞血阻，心痛及赤痢等。

2）建曲酒

组成：建曲 100 克。

用法：将建曲加入 200 毫升黄酒和 200 毫升白酒中，浸泡 2 小时即成。口服，每日 1 次，每次 50 毫升，也可依患者酒量饮用。

主治：急性腰扭伤。

3）土鳖虫酒

组成：土鳖虫 7 个。

用法：将土鳖虫焙干，加入 30 毫升白酒中浸泡 1 昼夜后，将土鳖虫渣滤掉，即可服用。口服，上酒分作 3 份，每日 3

次，每次1份。

主治：闪腰挫伤。孕妇忌服。

4）闪挫腰疼方

组成：广木香1克，乳香10克，没药10克，三七3克。

用法：上药共研为细末，每次服6克。

主治：闪挫腰痛。

5）鸡蛋两面针

组成：鸡蛋两只，两面针30克，红砂糖适量。

用法：将鸡蛋、两面针加适量水，同煮至蛋熟，去壳后加适量红砂糖后再煮5分钟，去渣即可。每次1个，日服2次，吃蛋喝汤。

主治：辅治一般扭挫伤。

6）醋公鸡

组成：小公鸡1只，米醋500克。

用法：将小公鸡宰杀，去毛和内脏，洗净切块，放锅内用适量油稍炒，再加入500克米醋，用文火焖煮至米醋剩小半杯时即可。佐餐食用。

主治：辅治腰部扭伤者。

7）闪跌腰伤方

组成：当归、红花、牛膝各3克，威灵仙1.5克，生桃仁7粒。

用法：用1碗水煎上药，加黄酒1碗服下。

主治：腰扭伤。

8）舒筋散

组成：延胡索、当归、桂心、牛膝、桃仁、续断，各等分。

用法：上药研为末，每服10克，酒调下，空腹服。

主治：跌打损伤，筋伤。

9）立安散

组成：白牵牛 10 克，当归 5 克，肉桂 10 克，延胡索 10 克，杜仲（炒）10 克，小茴香（炒）10 克，木香 2.5 克。

用法：上药共研为末，空腹服，酒下，两匙。

主治：腰扭伤。

10）利肾化瘀汤

组成：生地、杜仲、茯苓、泽泻、琥珀、桃仁、参三七、火麻仁、瓜蒌仁、酒军、石膏、木通。

用法：一日 1 剂，一日 3 次。琥珀兑服。

主治：肾损伤、腰部损伤。

11）腰痛散

组成：羌话、独活各 30 克，制川乌、制草乌各 3 克，狗骨 50 克，土鳖虫 30 克，杜仲 30 克，秦艽 30 克，地龙 30 克，木香 30 克，红花 30 克。

用法：上药共研细末，每服 6～9 克，一日 3 次，黄酒或开水送服。

主治：腰部闪挫伤疼痛者。

12）伤痛宁片

组成：制乳香 2 千克，没药 2 千克，甘松 2 千克，延胡索（醋炒）4 千克，细辛 4 千克，制香附 20 千克，山柰 20 千克，白芷 32 千克。

用法：上药研为细粉，过 100 目筛，和匀。每 100 克药粉加淀粉 10 克，饴糖 18 克，制成颗粒，干燥。每 100 克干颗粒加润滑剂 2 克，压制成片，即得，片重 0.36 克。口服，每次 5 片，每日 2 次。

主治：跌打损伤，闪腰挫气。

13）如神散

组成：延胡索 10 克，当归 10 克，桂心 5 克，杜仲（姜汁炒）10 克。

用法：水煎。每日 1 剂，日服 2 次。

主治：挫闪腰痛。

14）当归散

组成：当归、没药各 30 克，芍药、木香、白芷、川乌、川芎、生地各 15 克，郁金 6 克。

用法：上药研为末。每次 6 克，空心酒调服。如未愈，加川牛膝、红花、苏木各 15 克调服。

主治：跌打腰腿痛。

15）利腰宁冲剂

组成：白牵牛、当归、延胡索、炒杜仲、小茴香各 15 千克，肉桂 5 千克，木香 2.5 千克。

用法：将牵牛压碎，同当归、肉桂、杜仲入水同煎去渣，再放延胡索、小茴香、木香，煎至沸后 30 分钟，去药渣，加火浓缩和糖制成冲剂。每次 15 毫升，每日 2～3 次。

主治：急性闪腰岔气，或伤后反复发作者。

16）通利止痛汤

组成：桑枝 40 克（先煎），秦艽 20 克，当归 16 克，赤芍 16 克，延胡索 12 克，枳实 12 克，木通 12 克，木香 6 克，续断 16 克，厚朴 12 克。

用法：水煎，温服。每日 1 剂，每日 3 次。

主治：腰部损伤疼痛。

17）舒筋散

组成：延胡索、当归、桂心，各等量。

用法：上药研为末，每次 6 克，温酒调服。

主治：闪挫腰痛。

18）延胡索散

组成：延胡索（肥者）60克。

用法：上药研为末，每次9克，空腹温酒送服。

主治：腰腿痛。

19）血竭丸

组成：没药、当归、乳香、血竭各30克，甜瓜子120克。

用法：上药研为末，酒糊为丸，如梧桐子大。每次30~90丸，空心温酒送服。

主治：瘀血停留，风湿入侵，腰腿疼痛。

20）补肾养血汤

组成：当归、川连、川芎、桔梗各6克，茯神、生地、益母草、人中白各9克，甘草3克，枸杞15克。

用法：水煎。每日1剂，日服2次。

主治：腰部挫伤。

21）桃仁酒

组成：桃仁60克（捣烂），细辛15克，米酒500毫升。

用法：上药浸10天后使用。需要时内服30毫升，并取适量酒外擦局部。桃仁为桃子果核中的种仁，有小毒，忌生吃、多吃，孕妇忌服。

主治：腰腿跌打伤痛。

22）药用秘方验方

组成：杜仲、当归各12克，三棱、莪术、苏木、地鳖虫各10克，小茴香、乌药、木通各6克。

用法：水煎，加酒空腹服下。每日1剂，一般服用5剂可愈。

主治：腰扭伤。

23）家庭秘方验方

组成：海蟹 1 只、黄酒适量。

用法：取约 300 克重海蟹 1 只，捶碎（不用铁器）放入砂锅内，再倒入黄酒 500 克（以浸过螃蟹为度），然后放入蒸锅蒸 1 小时，取出后食蟹肉，喝黄酒。

主治：腰扭伤。

24）颈肩腿伤秘方验方

组成：连根韭菜 100 克，黄酒。

用法：将韭菜洗净，切碎，置于 150 毫升黄酒中煮沸，趁热喝酒汁，每日 1~2 次。

主治：腰腿痛。

25）颈肩腿伤秘方验方

组成：鳖甲，黄酒各适量。

用法：鳖甲炒后研末，热黄酒送服，每次服 3 克，1 日 2 次。

主治：腰腿痛。

26）颈肩腿伤秘方验方

组成：干西瓜皮 20 克，盐、酒各适量。

用法：西瓜皮研粉，加上适量盐酒调服。

主治：腰扭伤，火盛之症。

27）颈肩腿伤秘方验方

组成：韭菜 50 克，童便 1 杯，酒 1 碗。

用法：煮沸后服。

主治：腰扭伤。

28）颈肩腿伤秘方验方

组成：刚会啼叫的 1 斤半左右雄鸡 1 只，醋、姜、糖、酒各适量。

用法：取鸡除去毛、血、肠等，斩成块，先用食油煸炒，然后加米醋 500 毫升慢火煨，不加水，至醋将干，再放入适量姜、糖、酒等佐料调味，佐餐或单独食用。

主治：急性腰扭伤。

29）颈肩腿伤秘方验方

组成：黄酒 1 碗，如拳大神曲 1 块。

用法：神曲烧红入黄酒内淬过，将酒饮之。

主治：急性腰扭伤。

30）颈肩腿伤秘方验方

组成：刀豆皮。

用法：烧灰研成面，每次服 3 克，以 15 毫升酒冲服。

主治：腰腿跌打损伤。

▶ （二十四）骨盆骨折 ◀

【概述】

骨盆骨折是一种严重外伤，占骨折总数的1%～3%，多由外伤所致，半数以上伴有并发症或多发伤，致残率高达50%～60%。最严重的是创伤性失血性休克及盆腔脏器合并伤，救治不当有很高的死亡率，可达10.2%。在因交通事故死亡的患者中，骨盆骨折占死亡原因的第三位。

【发病原因】

骨盆骨折多由强大外力直接作用所致，如高处坠落伤、重物土石压砸伤和交通事故伤等。据统计，骨盆骨折中50%～60%由汽车车祸造成，10%～20%是由于行人被撞，10%～20%为摩托车事故外伤，8%～10%为高处坠落伤，3%～6%为严重挤压伤。

【诊断方法】

有外伤史，多为交通事故、重物压砸或高处坠落等高能量外力所致。患者疼痛部位广泛，活动下肢或坐位时加重。局部压痛、瘀血，下肢旋转、短缩畸形，可见尿道口出血，会阴部肿胀。骨盆分离挤压试验、4字征、扭转试验为阳性，但禁用于检查严重骨折患者。另可通过X线检查、CT检查、血管造影进行诊断。

【治疗手段】

1. 针刺治疗

取穴：阿是穴、阳陵泉、关元、足三里、三阴交。

治法：阿是穴用温针法或灸法，其他穴位常规针刺得气后用灸法，隔日1次，连续治疗10日。

主治：用于骨盆骨折中、末期。

2. 偏方验方（外用）

1）熏洗方

组成：骨碎补、伸筋草、五加皮、桑寄生、苏木、路路通、生木瓜、生南星各60克。

用法：将上药混合，加水500毫升，煎沸20～30分钟后，将患肢置于其上进行熏蒸，当温度适宜后再擦洗患肢，每日熏洗1～2次。

主治：骨折后期接触固定之后，用以舒筋活络，通利关节。

2）新伤药水

组成：黄芩50克，生大黄40克，血通40克，三棱25克，莪术25克，黄柏、白芷、羌活、独活、川芎、红花各20克，延胡索10克。

用法：将诸药研成粗粉，分装入若干个纱布袋内，放入酒坛，每50克药粉加45%酒精500毫升，密封浸泡，每周翻动药袋1次，三十天后即成。外用，将药水浸于棉花或纱布上敷患处。

主治：各种闭合性骨折、脱位和软组织损伤初期有肿痛瘀血者。

3）舒活酒

组成：樟脑、冰片、生地黄、血竭、麝香、三七，各等分。

用法：诸药加入适量白酒浸泡而成。局部搽涂按摩，不宜内服。

主治：一切新旧软组织挫伤、骨折、脱位后遗症及神经麻痹等症。

4）接骨丹

组成：生南星100克，木鳖子15克，紫荆皮50克，芙蓉叶100克，独活25克，白芷25克，官桂10克，枫香15克，乳香、没药各50克，松香15克。

用法：上药共研为末，米醋、生姜汁各少许。入酒调匀，摊油纸上夹敷，冬月热敷，夏月温敷。

主治：骨折。

5）消肿散

组成：飞天蜈蚣5000克，生地500克。

用法：将上药共研细末备用。用凡士林、酒、水各等量调敷患处，新伤24小时内用冷敷，超过24小时加热调敷。

主治：骨折及脱位的早期，一切跌打扭挫伤，肌肉及韧带损伤局部瘀肿者。

6）跌打定痛散

组成：生大黄500克，蒲公英500克，见肿消500克，透骨消500克，散血草500克，马钱子30克，乳香50克，没药50克，冰片30克。

用法：将上药共研细末备用。

主治：一切损伤、挫闪伤局部瘀肿者，骨折及脱位早期血肿明显者。

7）七厘散

组成：朱砂（水飞净）3.6克，麝香0.36克，冰片0.36克，乳香4.5克，红花4.5克，没药4.5克，血竭30克，儿茶7.2克。

用法：上药研为极细末，瓷瓶收贮，黄蜡封口，贮久更妙。治外伤，先以药0.21克，烧酒冲服，复用药以烧酒调敷伤处；如金刃伤重，或食嗓割断，急用此药敷之。

主治：跌打损伤，筋断骨折，瘀血肿痛。刀伤出血，无名肿毒，烧伤烫伤。

8）中药熏洗方

组成：透骨草30克，骨碎补30克，伸筋草30克，威灵仙30克，川椒20克，红花30克，赤芍30克，续断30克，牛膝30克，乳香30克，没药30克。

用法：以上药物放入砂锅内，加清水3500毫升，浸泡30分钟，煮沸30分钟，取药液2000毫升倒入小盆内，熏蒸骨折处10分钟，待药液温度适宜时，用药液熏洗患处，至皮肤潮红。

主治：骨折。

9）活血散

组成：三七12克，酒当归、川芎、川断、骨碎补、制乳香、红花各60克，制没药、酒川军、血竭、生硼砂各15克，朱砂、琥珀各15克，冰片6克。

用法：上药研为细末。每次3克，每日2次，或用酒或醋调敷患处。

主治：跌打损伤及骨折初期。

10）大红膏

组成：乳香、当归各60克，琥珀、白芷、没药、白芍、白及、白蔹各 30 克，松香 500 克，铅丹 30 克，小油 120 克，绵子 30 克，木炭 1.5 千克，定瓷碗 2 只。

用法：上药研为细末，同松香放在碗内，用文武火加热，待松香熔开，次下小油，徐徐下之，视硬软得所，用绵滤在木盆内，放温，次下丹熬成膏。用时摊于纸上，外贴患处。

主治：骨折早期。

11）止痛散

组成：小麦。

用法：和醋蒸之，裹所伤处。重者再蒸裹之。

主治：骨折早期。

12）乌龙膏

组成：百草霜 9 克，白及 15 克，白蔹 9 克，百合 15 克，百部 9 克，乳香 15 克，没药 15 克，麝香 0.3 克，炒糯米 30 克，陈粉子（隔年者佳，炒）120 克。

用法：上药研为细末，醋熬为膏。外敷患处。

主治：跌打损伤，骨折筋断早期，肿硬青紫。

13）代痛散

组成：蟾酥、生半夏、生南星各 0.3 克，芋芳（要生姜地上更佳，打汁用）。

用法：上药研为细末，芋芳捣汁敷，即不痛。

主治：筋骨折伤疼痛早期。

14）仙正散

组成：肉桂（去皮）3 克，当归（去尾）9 克，延胡索 15 克，白芷 15 克，苍术 30 克，赤芍药 15 克，防风 30 克，荆芥 120 克。

用法：上药研为粗末。每次 15 克，水 3 升，干荷叶 2 皮，煎至 2.1 升，去滓，于损处断处，用此药热蒸，用被盖覆，候温淋洗。

主治：骨断早期，及冷水风脚，筋脉拘急不得屈伸，行步困难。

15）消肿止痛药膏

组成：木瓜、蒲公英各60克，栀子、地鳖虫、乳香、没药各30克，大黄15克。

用法：上药研为细末，饴糖或凡士林调敷。

主治：骨折、伤筋初期，肿胀疼痛剧烈者。

16）接骨丹

组成：天南星、木鳖子各120克，没药、乳香各15克，官桂30克。

用法：上药研为细末，姜500克去皮研烂取自然汁，入米醋少许，白面为糊同调，摊纸上，贴伤处。

主治：骨折、脱臼初期，瘀血肿痛者。

17）接骨膏

组成：五加皮、地龙各100克，乳香、没药、木鳖子、骨碎补、白及各50克，蜂蜜适量。

用法：上药研为细末，鲜蜜或白酒调成厚糊状敷。亦可用凡士林调煮成膏外敷患处。

主治：骨折损伤，瘀肿疼痛。

18）清营退肿膏

组成：大黄2份，芙蓉叶2份，黄芩1份，黄柏1份，天花粉1份，滑石1份，东丹1份，凡士林适量。

用法：上药共研为细末，凡士林调煮成膏外敷。

主治：骨折、软组织损伤初期，或疮疡，焮热作痛。

19）紫金酒

组成：血竭、红花、细辛、白芥子、生地各60克，樟脑、冰片各 30 克，荜茇、鹅不食草各 90 克，高良姜 120 克，生乳香、生没药各 45 克。

用法：用白酒 5 千克，将上药入酒浸泡，密封，勿泄气，浸 10 天即可使用。可用脱脂棉蘸此药酒，外擦伤处，摩擦数十次，使患处先凉后热。亦可配合按摩使用。

主治：跌打损伤早期，骨折筋伤，肿胀、疼痛、青紫。

20）家庭秘方验方

组成：公鸡 1 只（约 300 克重），五加皮 60 克，桂枝 3 克，松香 3 克，骨碎补 6 克，生大黄 9 克。

用法：将公鸡（白毛乌骨鸡最好）不用铁刀把头扭下，不见水干拔毛，竹刀开肚脏，剥下皮备用。去骨后，将肉放入石臼内，加入五加皮等药一同捣烂如泥。用时，先将伤骨整好后，将药泥敷上，再用鸡皮包在外面，最好用杉木皮（其他用料亦可）夹好固定。

主治：各种骨折。

21）断骨丹

组成：荆芥、茜草、三七、自然铜、白及粉、羌活、地鳖虫各 240 克，蒲公英 180 克，续断、苏木、五加皮、红花、没药炭、皂角粉（土煨）、落得打、香元各 500 克，肉桂 45 克，防风 60 克，乳香炭 740 克，生大黄 90 克。

用法：上药研为细末，蜂蜜适量，加入蛋清 500 克，打成糊状调敷患处。

主治：一切跌打损伤、骨断、骨裂、脱位所见血瘀不散，肿胀疼痛。

22）外敷活血散

组成：苏木、红花、制乳香、血蝎、丁香各 3 克，制没药、自然铜（醋淬七次）各 4.5 克，马钱子（油炸去毛）

6 克。

用法：上药研为细末。酒或醋调敷伤处。

主治：骨折中期。

23）如圣膏

组成：高良姜、吴茱萸、金毛狗脊（去皮）、木鳖子（去壳）、白胶香（别研）、龟甲（蘸醋炙黄）、当归各 15 克。

用法：上药研为细末，入面，用酒熬膏，以面熟为度。以手法接好筋骨，外敷本膏，外封 7 重纸，系定。

主治：跌打损伤，筋断骨折中期。

24）碎骨丹

组成：骨碎补、陈皮、茄皮、三七、乳香、没药各 4.5 千克，白及、血竭、地鳖虫、川断各 2 千克，虎骨 4 双，冰片500 克，麝香 250 克，硼砂 1 千克，雌、雄活鸡（捣成泥）各2 只。

用法：上药研为细末。蜂蜜、冷水调成药膏，摊贴患处。

主治：骨折中期、骨碎、骨裂。

25）四肢损伤洗方

组成：桑枝、桂枝、伸筋草、透骨草、牛膝、木瓜、乳香、没药、红花、羌活、独活、落得打、补骨脂、淫羊藿、萆薢适量。

用法：煎水熏洗患处。

主治：四肢骨折中期、脱位、扭挫伤后筋络挛缩酸痛。

26）接骨散

组成：骨碎补 90 克，沉香 30 克，乳香 60 克，没药 60 克，透骨草 60 克，穿山龙 60 克，续断 90 克，楠香 240 克，煅自然铜 90 克，地鳖虫 30 克，螃蟹（焙灰）90 克，煅狗骨（焙灰）120 克，当归 30 克，接骨仙桃草 30 克。

用法：上药研为细末，酒、水各半，调拌成糊状。每日敷1次，每次6小时。

主治：骨折中、后期或骨折延迟愈合者。

27）化瘀通络洗剂

组成：骨碎补、苏木、桑寄生、伸筋草、威灵仙各15克，桃仁、续断、当归尾、桑枝各9克，川芎、红花各6克。

用法：加黄酒60克，水煎熏洗。每日1剂，熏洗2次。

主治：骨折脱位后期，筋络挛缩酸痛者。

28）夜合二香熏洗药

组成：合欢皮14克，水当归14克，香巴戟14克，骨碎补14克，香通14克，血通14克，牛膝14克，甘松14克，夜交藤20克，海桐皮10克。

用法：水煎。熏洗患部，每2日1剂，每日2~3次。

主治：骨折后期，夜眠患肢不适，走路过多自感骨折端时而疼痛，患肢无力、肿胀。

29）舒筋活血洗剂

组成：土牛膝15克，伸筋草15克，透骨草15克，归尾9克，红花9克，骨碎补15克，秦艽9克，桑寄生15克，五加皮9克，木瓜9克。

用法：水煎，每剂加黄油60克，趁热熏洗患处，每日1剂，熏洗2次。

主治：骨折、脱位后期，瘀血凝聚，筋结不伸。

30）家庭秘方验方

组成：凤仙花根、杉木炭等。

用法：若骨断痛极难忍，可先取凤仙花根（越肥大越好）一段，磨为粉末用酒调服，再取白砂糖适量蒸极融化，与杉木炭粉和匀摊于硬纸上，趁热贴于伤处。治疗期间，忌食生冷、发物。

主治：各种骨折。采用此方，无论伤筋断骨，均可较快愈合。

31）家庭秘方验方

组成：当归21.5克，川芎15克，骨碎补15克，乳香7.5克，木香3克，川乌13.5克，黄丹18克，古钱（需加工）9克，没药7.5克。

用法：先将上药共研为末，再放入芝麻油45克，然后调制为膏摊于硬纸上，贴于患处。

主治：各种骨折。

32）山西省秘方验方

组成：五加皮4两，公乌鸡一只（去毛、骨、皮、血）。

用法：公乌鸡同五加皮捣烂敷患处，用布包好，贴一周后揭去，不可太久。用五加皮5钱，用黄酒煎服尽量饮，以醉为妙。

主治：骨折。

3. 偏方验方（内服）

1）铜酒

组成：赤铜屑5克。

用法：取赤铜屑（或以红铜钱锉末，或以红铜一片火水淬，屑即落下），放入干净瓷瓶中，加白酒2000毫升，香醋30毫升浸泡，10天后，开取上清液。口服，每日1～2次，每次约50毫升。

主治：骨折损伤。

2）石蟹酒

组成：活河蟹雌、雄各1只，大者更佳，或石蟹（形如蟛蜞）3～5只。

用法：取上药洗净后捣烂，加陈酒 1000 毫升，熬煮 30 分钟，然后取酒待温，若无活蟹，干蟹烧灰。用酒冲服亦可。口服，每日 3 次，每次 30~50 毫升。

主治：跌打疼痛，骨折等。

3）土鳖虫药酒

组成：土鳖虫、乳香、没药、自然铜、骨碎补、大黄、血竭、硼砂、当归，各等分。

用法：将上药共研为细末备用。口服，每日 3 次，每次 3~6 克，黄酒送服。

主治：骨折及瘀血内停者。

4）小铜锤药酒

组成：小铜锤 15 克，白酒 500 毫升。

用法：将小铜锤浸泡入酒中，2~3 天后即成。口服，每日 3 次，每次 10 毫升。

主治：骨折，跌打损伤等。

5）白背三七酒

组成：白背三七 30 克，白酒 500 毫升。

用法：口服，每日 2 次，每次 10 毫升。将上药九蒸九晒，浸酒 15~20 天即成。

主治：外伤出血、骨折等。

6）当归白芍药酒

组成：当归、白芍药、续断、骨碎补、威灵仙、木瓜、天花粉各 12 克，黄英、熟地黄各 15 克，自然铜、土鳖虫各 10 克，黄酒 1000 毫升。

用法：将上药除去杂质，放入黄酒中浸泡，3~5 天后可服用。口服，每日 2 次，每次 10~20 毫升。

主治：骨折日久不愈等。

7）接骨方

组成：铁棒槌 5 克，叔儿七 30 克，蝎子七 30 克，灯台七 30 克，接骨丹 15 克，汉三七 10 克，血竭 10 克，自然铜 10 克。

用法：上药共研为细末，冷开水送服 10 克，每日 2～3 次。服药期间，不能吸烟喝酒。

主治：跌打损伤，筋断骨折。

8）合欢花粥

组成：合欢花 30 克（鲜花用 50 克），粳米 50 克，红糖适量。

用法：上料同入砂锅中，加水如常法煮粥，至米花粥稠，表面有油为度。每晚睡前 1 小时空腹温热顿服。

主治：跌打损伤，骨折肿痛，健忘失眠，虚烦不安，急怒忧郁等症。

9）桃仁粥

组成：桃仁 15 克，粳米 50 克，红糖适量。

用法：桃仁捣栏，加水浸泡，研汁去渣。粳米，红糖适量同入锅内，加水 450 毫升，用文火煮成稀薄粥。温热服食。

主治：跌打损伤，骨折肿痛，胸胁刺痛，妇女血滞经闭，痛经，产后瘀阻腹痛，血燥便积等症。

10）壮筋鸡

组成：雄乌鸡 1 只（500 克左右），三七 5 克。黄酒，酱油。

用法：雄乌鸡，去毛及肚中内脏，洗净，另取地道三七 5 克切片，纳入鸡肚中，加少量优质黄酒，隔水清炖。佐餐，蘸酱油服。

主治：辅治骨折，中老年人尤宜。

11）骨碎补煲猪腰

组成：猪腰1个，骨碎补6克。

用法：先将猪腰洗净切开，剔去中间筋膜，把骨碎补研细，纳入猪腰内，用线扎紧，加清水适量煮熟。饮汤吃肉。

主治：骨折肿痛以及肾虚腰痛。

12）枸杞子煲猪腰

组成：枸杞子100～150克，猪腰1对。

用法：猪腰洗净后切去脂膜，切成小块，放入枸杞叶，加水煲汤。调味服食。

主治：骨折后期肾虚者以及肾虚遗精，肾虚耳聋等症。

13）蟹肉汤

组成：新鲜湖蟹两只。姜、醋、酱油适量。

用法：取蟹肉（带黄），待粳米粥熟时，入蟹肉，再配以适量的生姜、醋和酱油，即可食用。佐餐服用。

主治：可辅治骨折。

14）牛肉红枣汤

组成：牛肉250克，红枣10枚。盐、味精各少许。

用法：将牛肉切成小块与红枣用文火加热。佐餐食用。

主治：促进骨折伤口愈合。

15）河蟹酒

组成：活河蟹雌、雄各1只，愈大愈好，陈酒1千克。

用法：共煮半小时，然后取酒待温。上酒分1～3次服完，每次服后宜盖被酣睡两小时。

主治：骨折跌伤疼痛。

16）骨碎补茶

组成：骨碎补50克，桂枝15克。

用法：将上药同煎煮。代茶饮。

主治：辅治骨折，身体偏寒者尤宜。

17）鸡血藤酒

组成：鸡血藤 60 克，白酒 500 克，冰糖 60 克。

用法：将鸡血藤、冰糖浸入白酒中，泡 7 天后即可。每次 20 毫升，日服 2 次。

主治：辅治上肢扭挫伤者。

18）接骨丹

组成：土鳖虫 10 克，自然铜 15 克，血竭 15 克，骨碎补 25 克，当归 25 克，乳香、没药各 25 克，硼砂 1.5 克，大半夏（制）15 克，半两钱 1 文（此味如无，不用亦可）。

用法：共研为细末，每服 8 厘或 1 分，酒服。

主治：骨折。

19）接骨紫金丹

组成：土鳖虫 10 克，乳香、没药各 10 克，自然铜（制）5 克，骨碎补 10 克，大黄 5 克，血竭 5 克，硼砂 2.5 克，归梢 5 克，红花 5 克。

用法：水煎，酒服。

主治：骨折。

20）接骨紫金丹又方

组成：当归 7.5 克，熟地 10 克，赤芍 52.5 克，土鳖虫 10 克，乳香、没药各 15 克，骨碎补 10 克，血竭 5 克，自然铜 7.5 克，延胡索 7.5 克，桂枝 5 克，红花 5 克，木香 7.5 克，牡丹皮 7.5 克，甘草 2.5 克。

用法：水煎，酒服。

主治：骨折。

21）接骨丸

组成：螃蟹（焙黄）8 个，乌鸡骨 100 克，煅自然铜 50

克，血竭 20 克，甲珠 30 克，甜瓜子 100 克，骨碎补 150 克，猪下巴骨 100 克，制马钱子 10 克，地龙 50 克，麻黄 30 克。

用法：炼蜜为丸，每丸重 6 克，一日 3 次，黄酒或开水送服。

主治：骨折患者中、后期，骨折愈合迟缓。

22）强筋壮骨丸

组成：紫河车一具，何首乌 100 克，补骨脂 100 克，千年健 50 克，甘草 50 克，龟甲 50 克，豹骨 30 克，猴骨 100 克，狗骨 100 克，鹿角胶 50 克，三七 30 克，黄芪 100 克，红参 30 克。

用法：炼蜜为丸，每丸重 6 克，1 日 3 次，黄酒或开水送服。

主治：骨折迟缓愈合或骨不连，骨折身体虚弱者。

23）接骨散

组成：飞天蜈蚣 100 克，接骨木 100 克，九香虫 50 克，竹节虫 30 克，龙骨 100 克，牡蛎 100 克，自然铜 50 克，桂枝 30 克，碎蛇 30 克，菌灵芝 30 克。

用法：共研细末，1 日 2 次，每服 9 克，黄酒或开水送服。

主治：外伤性骨折中、后期。

24）一字散

组成：五灵脂（别研）、川乌头（去皮、脐，生用）、没药（别研）、草乌头（去皮、脐，生用）各 120 克，地龙、乳香（别研）各 25 克，麝香（别研）1.5 克，朱砂（别研）0.9 克，白胶香 30 克。

用法：上药研为细末。每次 0.3 克，温酒调服。腰以上伤损，食后服；腰以下伤损，食前服。觉麻为验，未麻加药，麻甚即减。

主治：跌打损伤，筋伤骨折早期。

25）一盘珠汤

组成：续断15克，生地12克，川芎12克，广木香6克，红花6克，泽兰12克，当归12克，赤芍12克，苏木12克，桃仁6克，乌药12克，大黄6克，甘草6克，制乳香9克，制没药9克，丹参9克，三七粉6克。

用法：水煎服。每日1剂。

主治：骨折后1～2周内，血瘀经络，气血不利之疼痛、肿胀、关节屈伸不利。

26）人中白散

组成：人中白（醋淬）。

用法：上药研为末。每次1.5克，用酒送服。

主治：闪挫跌仆，伤骨极重者。

27）三神散

组成：黑豆（连皮炒）60克，当归（酒浸，切，焙）、熟干地黄（焙）各30克。

用法：上药研为细散。每次1.8克，食前用温酒调服。

主治：跌打损伤早期，瘀肿疼痛。

28）干地黄散

组成：干地黄、当归、羌活、苦参各15克。

用法：上药治下筛。每次1.5克，酒送服。每日3次。

主治：骨折断筋疼痛早期。

29）止痛散

组成：黄麻（烧灰）60克，头发（烧灰）30克，乳香15克。

用法：上药研为末。每次9克，温酒调服。

主治：折伤筋骨早期。

30）止痛散

组成：归身、西红花各9克，血竭3克，乳香、没药各9克，三七6克，麝香3克。

用法：上药研为细末，玻璃瓶收贮。每次1.5～3克，黄酒送服。

主治：骨折早期，手术前预服。

31）内托散

组成：当归15克，熟地黄（酒浸）、木鳖子、川芎、草乌、芍药、细辛各30克，自然铜（火煨，醋淬，为末）6克。

用法：上药研为末，酒煮为丸，如麻子仁大。每次5克，温酒送服，不拘时候。或研为末，木瓜调酒下。

主治：骨折早期。

32）活血汤

组成：柴胡6克，归尾9克，赤芍9克，桃仁9克，鸡血藤15克，枳壳9克，红花5克，血竭3克。

用法：水煎服。每日1剂。

主治：骨折早期，瘀肿疼痛者。

33）活血止痛汤

组成：大黄10克，地鳖虫10克，当归15克，川芎15克，赤芍12克，泽兰10克，制乳香10克，制没药10克，续断10克，自然铜10克，毛姜10克，红花10克，桃仁10克。

用法：水煎服。每日1剂。

主治：骨折早期恶血留内，瘀积疼痛。

34）新伤续断汤

组成：当归尾12克，地鳖虫6克，乳香3克，没药3克，丹参6克，自然铜（醋煅）12克，骨碎补12克，泽兰叶6克，延胡索6克，苏木10克，续断10克，桑枝12克，桃仁6克。

用法：水煎服，每日1剂。

主治：骨折损伤初、中期。

35）九分散

组成：乳香、没药、马钱子、麻黄各120克，地鳖虫、自然铜各120克。

用法：上药研为细末，每次2.7克，温开水送服。

主治：跌打损伤中期，筋骨受损，红肿疼痛，或刑杖之伤。

36）正骨散

组成：麻黄（去节）、木贼（去节）、炒甘草，各等量。

用法：上药研为细末，每次6～10克，热酒调服，每日2次，不拘时候。

主治：跌打损伤中期，骨折筋断。

37）正骨散

组成：地鳖虫（大者）10个，母丁香（有窠者）1个，巴豆（取霜）1粒，没药0.3克，自然铜（煅，酒淬3次）3克，麝香（取当门子0.3克）1粒。

用法：上药研为细末。每周0.3克，先以酒漱净口，吐去，次以酒一口送药下，再咽一口。暖室住歇，以手扶损处。

主治：跌打伤重，损折（骨折）不能动覆者。

38）军中跌打丸

组成：当归30克，地鳖虫30克，川芎30克，血竭30克，没药30克，麻黄、自然铜、乳香各60克。

用法：上药研为细末，炼蜜为丸，每丸重3克。每次1～2丸，温开水送服，每日1～2次。

主治：跌打损伤，筋断骨折中期，瘀血攻心等症。

39）龙参接骨丸

组成：人参，地龙。

用法：上药研为末，炼蜜为丸，每丸重6~9克。每次1~2丸，1日2次。

主治：骨折中、后期，瘀已消，痛已减，骨折尚未愈合。

40）壮骨强筋汤

组成：续断9克，川芎6克，骨碎补9克，当归9克，红花3克，熟地12克，桃仁6克，甘草3克，补骨脂9克，煅自然铜9克，怀牛膝9克，制乳香3克。

用法：水煎服。每日1剂。

主治：骨折伤筋中后期。

41）壮筋续骨丹

组成：当归、白芍、茯苓、莲子肉、鹿角霜、补骨脂、骨碎补、续断、肉苁蓉、熟地各100克，儿茶、红花、酒川军、丁香、木香、血竭（另研）、冰片（另研）各50克，牡丹皮、五加皮、三七（另研）、乳香各30克，朱砂（另研）、甘草各25克。

用法：除血竭、三七、冰片、朱砂另研外，其余药共研为细末，与血竭等四味药末和匀，炼蜜为丸，每丸重10克。成人早、晚各服1丸，儿童酌减。

主治：骨折中期、脱位、伤筋。

42）跌打补骨丸

组成：三七30克，五加皮60克，杜仲90克，苏木60克，酒续断90克，红花60克，血竭30克，骨碎补90克，酒防风60克，白芷60克，当归尾60克，桃仁60克，扁豆60克，酒大黄30克，泽泻90克，茯苓90克，川芎30克，白术90克，枳壳60克，广木香60克，桔梗60克，醋煅自然铜150克。

用法：上药研为末，炼蜜为丸，每丸重9克。每次1丸，每日早、晚各1次，黄酒送服。

主治：跌打损伤，骨折中期。

43）跌打营养汤

组成：枸杞15克，当归6克，川芎4.5克，白芍9克，淮山药15克，西洋参3克（或党参15克），木瓜9克，砂仁3克，甘草3克，骨碎补9克，续断9克，熟地15克，黄芪9克，补骨脂9克，三七4.5克。

用法：水煎服。每日1剂。

主治：骨折中、后期。

44）八珍散

组成：当归（去芦）、川芎、熟地黄、白芍药、人参、炙甘草、茯苓（去皮）、白术各30克。

用法：上药研为细末，每次9克，水450毫升，加生姜5片，大枣1枚，煎至310毫升，去滓，口服，不拘时候。

主治：骨折后期，或损伤失血过多，气血两虚。

45）人参散

组成：人参、白术、肉桂、续断、黄芪、当归、乌药，各等量。

用法：水煎服。每日1剂。

主治：接骨之后，无力，不能行动。

46）人参养荣汤

组成：熟地、五味子、茯苓各7克，肉桂心1克，远志5克，党参、白术、炙黄芪、炙甘草、陈皮、当归、白芍、大枣、生姜各10克。

用法：水煎，其中肉桂心，冲服，每日1剂，按以上药量比例，共研细末，其中姜、枣煎浓汁，丸如绿豆大。每次10

克，每日 2 次。

主治：骨折、损伤后期气血虚弱，面色萎黄，心悸，健忘，或阴疽溃后久不收敛。

47）右归丸

组成：熟地黄 250 克，淮山药 120 克，山茱萸肉 120 克，枸杞子 120 克，菟丝子 120 克，杜仲 120 克，鹿角胶 120 克，当归 90 克，附子 60 克，肉桂 60 克，蜜糖适量。

用法：上药研为细末，炼蜜为小丸。每次 10 克，每日 1～2 次。

主治：骨折及软组织损伤后期，肝肾不足、精血虚损而致神疲气怯，或心跳不宁，或肢冷痿软无力。

48）左归丸

组成：熟地黄 250 克，淮山药 120 克，山茱萸肉 120 克，枸杞子 120 克，菟丝子 120 克，鹿角胶 120 克，龟甲 120 克，川牛膝 120 克，蜜糖适量。

用法：共研为细末，炼蜜为丸，如豆大。每次 10 克，每日 1～2 次，饭前服。

主治：骨折后期或损伤日久，肾水不足，精髓内亏，腰膝腿软，头昏眼花，虚热，自汗，盗汗等证。

49）加味益气丸

组成：党参、黄芩各 15 克，黄芪、生山药各 30 克，归身 9 克，柴胡、牛膝各 12 克，陈皮、升麻、防风各 3 克，甘草 6 克。

用法：上药研为细末，水为丸。每次 9 克，每日 3 次。或水煎服。

主治：骨折后期气血虚滞，面色㿠白，肢体虚肿，关节不利。

50）壮骨丸

组成：当归、熟地、党参、生姜、红花、补骨脂、刘寄奴各100克，赤芍、杜仲、木瓜、川芎各50克，川续断、五加皮各75克，黄芪150克。

用法：上药研为末，炼蜜为丸，每丸重6克，每日早、晚各服1丸，白水送服。

主治：骨折及软组织损伤后期。

51）壮筋续骨丹

组成：当归、补骨脂、菟丝子、党参、刘寄奴各60克，熟地120克，骨碎补、黄芪、地鳖虫各90克，川芎、白芍、杜仲、桂枝、三七、虎骨、木瓜各30克，续断、五加皮各45克。

用法：上药研为细末，糖水泛为丸。每次12克，温酒送服。

主治：骨折、脱位、伤筋后期，筋骨软弱无力。

52）舒筋汤

组成：当归12克，陈皮、羌活、骨碎补、五加皮、木瓜各9克，伸筋草、桑寄生各15克。

用法：水煎服，每日1剂。

主治：骨折及关节脱位后期，或软组织病变所致的筋络挛痛。

53）家庭秘方验方

组成：古铜钱末等。

用法：将古铜钱烧红淬入好醋内，再烧再淬，连制7次。取其碎渣研为细末，每次以酒冲服6克，其骨自接。

主治：各种骨折。

54）家庭秘方验方

组成：大红月季花瓣。

用法：将上药阴干后研末，1 次 0.03 克，好酒冲服，卧床盖被调养。

主治：各种骨折。

55）家庭秘方验方

组成：活蟹等。

用法：取活螃蟹 1~2 只，生捣如泥，用滚酒冲服。

主治：各种骨折。

▶ (二十五) 踝关节损伤 ◀

【概述】

关节扭伤中踝关节扭伤较常见，尤其外侧副韧带损伤。治疗不及时或不彻底，日后会反复扭伤，以致影响关节功能。常表现为局部疼痛、肿胀、瘀血、压痛，使足向健侧翻转者，患侧痛加剧。本病可发生于任何年龄，以青壮年较多。

【发病原因】

多因踝关节突然受到过度的内翻或外翻暴力引起，如行走或跑步时踏在不平的地面上，上下楼梯、走坡路时不慎失足踩空，或骑车、踢球等运动中不慎跌倒，使踝关节突然过度内翻或外翻而产生踝部扭伤，严重者发生骨折。根据骨折程度可分三度，单踝骨折为一度，双踝骨折、距骨轻度脱位为二度，双踝骨折、距骨脱位为三度。

【诊断方法】

有明显的外伤史。受伤后踝关节骤然出现肿胀、疼痛，不能走路或尚可勉强行走，但疼痛加剧，局部压痛，韧带牵提试验阳性，伤后 2～3 天局部可出现瘀斑。内翻扭伤时，在外踝前下方肿胀、压痛明显，若将足部做内翻动作时，则外踝前下方发生剧痛；外翻扭伤时情况相反。严重扭伤合并骨折脱位者，可出现功能障碍，可闻及骨擦音，外翻骨折多呈外翻畸形，内翻骨折多呈内翻畸形，距骨脱位时畸形更明显。X 线摄片可明确骨折脱位程度和损伤类型。

【治疗手段】

1. 推拿治疗

1）治法一

揉法：医者一手捏拿住患足跗部，另一手拇指触于足踝损伤部位揉摩数次，以舒筋活血、散瘀消肿。

拔伸法：医者一手托拿住患足踝跟部，另一手握其足跗部，逐渐用力拔伸。使筋络、韧带伸展。

摇转法：医者一手握其患足后踝上方，另一手捏拿跖趾部进行摇转3~5次，以松解、通利关节，解脱软组织与关节的嵌卡。

点穴：点按商丘、解溪、丘墟、昆仑、太溪、足三里等穴。

推捋法：医者双手拇指指尖相对触于患者踝部损伤之处，向上顺其推捋3~4次，以理顺筋络使撕裂的韧带平复。

归合法：医者双手分别触于患足内、外踝，用掌部相对挤压归合，使其骨缝合拢，筋络归原。

主治：踝关节损伤。

2）治法二

搓跟疗法：病人取俯卧位。患侧屈膝90°，足底向上。医者以搓法施于足跟底部，重点在足跟的压痛点和周围，约10分钟，然后辅以掌擦法使足跟温热即可。

叩击法：患者取俯卧屈膝位，足心向上。医者摸准骨刺部位压痛点，一手握住踝部固定，一手以掌跟叩击痛点，由轻至重逐渐加力。连续十几次，再以手掌擦热足跟。

弹揉法：以大指在足跟底部痛点按揉3~5分钟。继以大指本节（或示指本节）在跟骨结节上（或压痛点上）弹拨、点压数次，最后用掌擦热足跟及其周围组织。1日3次。

主治：踝关节损伤。

3）治法三

按揉法：术者以左手扶患肢远端，右手掌根或拇指沿桡尺、胫腓前后侧分别由远端向近端进行连环按揉 15～20 次，手法由轻渐重，用力直达深层组织。

摩擦法：术者仍以左手扶持患肢远端，用右手掌根沿桡尺、胫腓前后侧分别进行梳发式由远端向近端摩擦 15～20 次，在患者耐受情况内，用力进行手法操作。

分推法：术者用双手拇指并行沿尺桡、胫腓前后侧分别进行由远端向近端直推或分推 15～20 次，在患者耐受情况内，用力直达深处。

拿捏法：术者用两手拇指与四指分别置于患肢两侧，由远端向近端将患部肌肉或韧带用力拿捏（拿起），在患者耐受情况内反复进行 25～30 次。

环摩法：以左手扶持患肢远端，用右手掌部自远端向近端沿尺桡、胫腓前后侧分别进行连环按摩 15～20 次，在患者耐受情况内由轻渐重用力进行手法操作。

震击法：术者以右手小鱼际的侧面接触患肢，沿尺桡、胫腓前后侧分别进行由远端向近端震击，用力先轻后重，在患者耐受情况内反复进行操作 25～30 次。

屈伸：术者以左手扶持关节处，右手握住患肢远端，力量由轻渐重，伸屈活动关节 25～30 次。

主治：以上手法每天进行一次，10 次为一疗程。用于治疗损伤后期肢端肿胀。

2. 针刺治疗

1）治法一

取穴：解溪、昆仑、丘墟、阿是穴等穴。

治法：针刺，强刺激，不留针。对局部血肿明显者，可用皮肤针叩击局部。

主治：踝关节损伤。

2）治法二

取穴：患侧中渚穴与阳池穴。

治法：常规针刺，得气后留针20分钟，留针期间辅以自行揉按、活动患部的动作。

主治：踝关节损伤。

3）治法三

取穴：同侧腕关节对应点。

治法：常规刺法，得气后反复刮针柄，并活动受伤关节。

主治：踝关节损伤。

4）治法四

取穴：主穴选取患侧涌泉、太溪、然谷、公孙、商丘、三阴交穴，瘀血阻滞者配昆仑、承山穴，气血不足者配血海、足三里穴。

治法：毫针常规刺法，然后公孙和三阴交穴、涌泉和太溪穴接电针。

主治：踝管综合征。

5）治法五

取穴：均取患肢穴位。主穴选丘墟、解溪、照海，配穴选足三里、昆仑、悬钟、太溪。

治法：于急性损伤第二日开始针刺。采用泻法，辅以平补平泻法，每日1次，每次留针20分钟，其间行针4次。10天为1疗程。

主治：踝关节急性损伤。

3. 偏方验方（外用）

1）熏洗方

组成：红花、乳香、桃仁、莪术、牛膝各10克。

用法：煎水熏洗患侧踝部，并配合踝关节的活动，每日1~2次，每次30分钟。

主治：足踝扭伤。

2）舒活酒

组成：血竭、三七、麝香、樟脑、冰片、薄荷、红花。

用法：上药共溶于乙醇或白酒即成。组织损伤严重，有内出血者，可用药棉浸透舒活酒敷患部，加压包扎。陈旧性损伤，用舒活酒外擦并按摩，每日1~2次，每次5~10分钟。

主治：各种新旧闭合性跌打损伤。

3）消肿散

组成：肉桂、焦山栀各3份，川军、制附子各2份。

用法：共研为细末，用油或鸡蛋清调成糊状。然后外敷患处包扎固定。

主治：跌打损伤局部肿痛，外科疮疡肿痛，尤其对有红、肿、热、痛症状者疗效显著。

4）山西省秘方验方

组成：红猪肉一片，当归、赤石脂各适量。

用法：当归和赤石脂研细末撒于猪肉上，贴患处疼痛立止。

主治：跌打损伤。

5）新伤药

组成：黄柏30克，延胡索、血通各12克，白芷、羌活、独活、木香各9克，血竭3克。

用法：急性期首先以冰块或人工冰袋（有条件者可使用冷镇痛喷剂）对患处进行冷敷，冷敷时需常移动冰块，勿停滞不动，至疼痛变麻木至刚一消失为宜。然后除去冰块，上药共研为细末，混合均匀，用温开水和少许蜂蜜调成糊状，根据损伤面积大小，摊于纱布上，贴敷患处。再以绷带行"8"字法加压包扎，将其固定于与受伤位置相反位，平放或高抬患肢（加压程度以小指尖稍用力即可伸进绷带内为宜），每日换药1次。

主治：踝关节急性损伤。

6）中药热敷

组成：伸筋草30克，透骨草30克，当归30克，川芎30克，苏木30克，木瓜30克，秦艽30克，威灵仙25克，川续断25克，桂枝25克，羌活25克，独活25克，大黄25克，麻黄15克，苍术25克，泽兰25克，木鳖子15克，甘草15克。

用法：水煎，用两条毛巾轮换热敷，越热越好，以不烫伤皮肤，能耐受为度。每日热敷2至3次，水少时可续水加热，每剂可热敷3~4天，连续热敷10天为1疗程。

主治：损伤后期肢端肿胀。

4. 偏方验方（内服）

1）石蟹酒

组成：活河蟹雌、雄各1只，大者更佳，或石蟹（形如蟛蜞）3~5只。

用法：取上药洗净后捣烂，加陈酒1000毫升，熬煮30分钟，然后取酒待温，若无活蟹，干蟹烧灰。用酒冲服亦可。口服，每日3次，每次30~50毫升。

主治：跌打疼痛，骨折等。

2）韭菜酒

组成：生韭菜或韭菜根30克，黄酒100毫升。

用法：将以上两味煮沸，或以韭汁调酒。口服，每天1~2次，酌量热饮。

主治：急性闪挫性扭伤的气滞血阻，心痛及赤痢等。

3）鸡蛋两面针

组成：鸡蛋两只，两面针 30 克，砂糖适量。

用法：将鸡蛋、两面针加水适量，同煮至蛋熟，去壳后加红砂糖适量后再煮 5 分钟，去渣即可。每次 1 个，日服 2 次，吃蛋喝汤。

主治：辅治一般扭挫伤。

4）辽阳市秘方验方

组成：当归 20 克，红花 15 克，骨碎补 15 克，土鳖虫 10 克，汉三七 15 克，乳香 15 克，没药 15 克，血竭 15 克。

用法：将上药共研为细末，成人每次服 3~5 克，日服 2~3 次，黄酒为引送服。

主治：踝关节扭伤，瘀血内积。

5）辽阳市秘方验方

组成：汉三七 15 克，血竭 15 克，白及 15 克，白蔹 15 克，红花 15 克，乳香 10 克，没药 10 克，骨碎补 15 克。

用法：共研为细末，每服 5 克，黄酒为引送服，日服 3 次。

主治：一般扭挫伤。

6）辽阳市秘方验方

组成：当归 10 克，神曲 10 克，红花 10 克，血竭 10 克，自然铜 10 克，人参 10 克，土鳖虫 10 克，冰片 2.5 克，乳香 15 克，没药 15 克。

用法：取上药共研为细末备用。成人每次服 2.5 克，每日服 2 次，黄酒或白酒或白开水冲服。也可以取药粉适量开水调和外敷患处。孕妇忌服。

主治：跌打损伤，瘀血内积。

▶ （二十六）足跟痛 ◀

【概述】

指足跟一侧或两侧疼痛，不红不肿，行走不便。是由于足跟的骨质、关节、滑囊、筋膜等处病变引起的疾病。常见的为跖筋膜炎，往往发生于需久立或行走的工作者，由长期、慢性轻伤引起，表现为跖筋膜纤维断裂及修复过程，在跟骨下方偏内侧的筋膜附近处有骨质增生及压痛，侧位 X 射线片显示跟骨骨刺。主要表现为单侧或双侧足跟或脚底部酸胀或针刺样痛，步履困难。

【发病原因】

多发生于 40～60 岁的中老年肥胖者，因跖筋膜创伤性炎症、跟腱周围炎、跟骨滑囊炎、跟骨骨刺及跟骨下脂肪垫损伤引起，发病多与慢性劳损有关。

【诊断方法】

起病缓慢，多为一侧发病，可有数月或数年的病史。足跟部疼痛，行走加重。典型者晨起后站立或久坐起身站立时足跟部疼痛剧烈，行走片刻后疼痛减轻，但行走或站立过久疼痛又加重，跟骨的跖面和侧面有压痛，局部无明显肿胀。若跟骨骨质增生较大时，可触及骨性隆起。X 线摄片常见有骨质增生，但临床表现常与 X 线征象不符，不成正比，有骨质增生者可无症状，有症状者可无骨质增生。

【治疗手段】

1. 推拿治疗

1）治法一

捏法：患者取仰卧位，医者立于一侧，双手捏跟腱，反复数次。

拿法：患者体位同上，医者双手拇指与其他四指拿患者跟腱并向上提拉3～5次，最后提拿跟腱向两侧轻轻扳动。

推法：患者体位同上，医者托拿患者小腿下端，一手以拇指从足跟经跟骨结节至腓肠肌反复推动5～10次，使之有发热感，以皮肤略红为度。

揉法：患者体位同上，医者以掌根鱼际肌在跟腱周围缓缓揉动，范围逐渐加大，治疗时间3～5分钟。

点按法：医者以拇指点压患肢委中、承山、跗阳、悬钟、大钟、昆仑穴。

跟关节屈法：医者一手托拿后踝，一手拿握足趾，将踝关节牵拉约2分钟后，使足反复背伸。

主治：足跟损伤。

2）治法二

手法：患者俯卧位，小腿及足踝部垫一软枕，医者沿小腿后侧自腘窝至足跟用擦法治疗，手法由轻渐重，重点在跟腱周围，操作5～10分钟。按揉昆仑、跗阳、太溪、仆参、悬钟、丘墟、大钟、照海、承山穴，以"得气"为度。反复按揉，提拿小腿后侧肌肉和肌腱，手法要求轻柔，以患者有明显酸胀感为度。摇踝关节，使踝关节被动跖屈、背伸，幅度由小到大。顺跟腱方向，在跟腱两侧用擦法治疗，以透热为度。

主治：跟腱扭伤。

3）治法三

手法：患者取俯卧位，踝下垫枕，医者用擦法、揉法沿小腿后侧至足跟反复操作 3~5 分钟。点按昆仑、阿是、申脉、阳谷、阴陵泉、筑宾、三阴交、太溪、照海、然谷等穴位。拇指按揉局部及其周围并弹拨足底腱膜附着点。患者屈膝，足心向上，术者一手握踝，一手以掌根叩击痛点。最后以擦法擦其足底，以透热为度。

主治：跟骨骨刺。

2. 针刺治疗

1）治法一

取穴：昆仑、仆参、太溪、水泉等穴。

治法：针刺，用弱刺激手法，隔日 1 次。留针 30 分钟。

主治：足跟痛。

2）治法二

取穴：三阴交、阿是穴。

治法：常规刺法，同时以陈醋湿热敷足跟部，隔日 1 次，2 次为 1 疗程。

主治：足跟痛。

3. 灸法治疗

治法：取阿是穴，涂少许活血酒，各置一含少量麝香、雄黄、冰片的小艾炷，用药线点燃，待病人感到有灼热时急用木片压平，使病人自觉热气内攻，若无此感觉可连用 2~3 次，对于病程长者，少顷便加用悬灸，对跟部及周围进行广泛温和灸 5~10 分钟，嘱病人着软底鞋，勿久行负重，治疗 3~7 次症状可消失。

主治：足跟痛。

4. 偏方验方（外用）

1）熏洗法一

组成：防风、防己、独活、牛膝、木瓜、威灵仙、莪术、桃仁各12克。

用法：煎水，以旺火将其煮沸10分钟，揭盖将患足跟部置于罐口上方，使蒸汽持续熏蒸足跟部，同时以手反复推、捏、揉、按患足跟部，至足跟部皮肤潮红后，停止熏蒸，再以药渣冲水继续浸泡患足，持续揉捏足跟部。

主治：足跟痛。

2）熏洗法二

组成：芍药、牛膝、甘草各15克。

用法：同煎，取其药渣加入少许延胡索、小茴香再煎沸1～2分钟后，加入适量白酒和醋，熏洗患处。

主治：足跟痛。

3）家庭秘方验方

组成：乌头10克，细辛、冰片各3克。

用法：将上药共研为末，装入纱布口袋，垫于鞋后跟处，常常踩着药垫走路，每周更换1次。

主治：跟骨增生。

5. 偏方验方（内服）

1）治脚骨痛方

组成：土鳖虫5克，当归5克，威灵仙7.5克，桂枝10克，牛膝10克，马钱子7.5克，木瓜10克，上桂5克，川乌5克，甲珠2个，生草乌5克，红花5克，升麻5克，川芎5克，乳香7.5克，没药5克。

用法：共研末。水酒、白糖化，每服五钱。

主治：足跟痛。

2）羊骨酒

组成：羊肠胫骨 1 副。

用法：上药捣碎，武火快速醋炙，放入 1000 毫升白酒中浸泡，7 天后开取。口服，每晚酌饮 10 ～ 20 毫升。酒后避风寒，慎房事。

主治：腰脚筋骨疼痛等。

3）九味薏仁酒

组成：薏苡仁、牛膝各 60 克，海桐皮、五加皮、独活、防风、杜仲各 30 克，熟地黄 45 克，白术 20 克。

用法：将上药捣碎，用白纱布袋包，置于净器中。用酒 2000 毫升浸泡，春、夏季浸泡 3 天，秋、冬季浸泡 7 天后开取，去渣备用。口服，每日 3 次，每次饭前温饮 15 ～ 20 毫升。

主治：脚痹。

4）足疗及脱骨疗方

组成：薏苡仁（土炒）120 克，茯苓 60 克，桂心 3 克，白术（土炒）30 克，车前子 15 克。

用法：水煎服，每日 1 剂，连服 10 剂。

主治：足疗及脱骨疗。

5）骨刺散

组成：木瓜 50 克，川牛膝 100 克，鹿衔草 100 克，桑寄生 100 克，千年健 100 克，白花蛇 3 条，乌梢蛇 30 克，猴骨 30 克，丹参 100 克，秦艽 50 克，九香虫 30 克，黄芪 100 克，血竭 10 克。

用法：共研细末，每服 6 ～ 9 克，1 日 3 次。

主治：骨质增生症、跟骨骨刺足跟痛。

▶ （二十七）闭合性挫伤 ◀

【概述】

由钝性物体直接作用于人体软组织而发生的非开放性损伤。

【发病原因】

棒打、车撞、马踢、跌倒是最常见的原因。头部、关节、胸壁、骨盆部和腰脊部等为多发部位。临床症状差别很大。

轻度挫伤一般为毛细血管溢血，毛细淋巴管流出的淋巴液积聚于肌肉和结缔组织之间，造成肿胀，疼痛明显；重度挫伤则可引起血肿甚至休克。

部位不同的挫伤可引起不同的机能障碍，如关节挫伤可在运动时出现明显疼痛，胸壁挫伤可出现血胸甚至骨折、并发休克和心肺功能异常等。治疗一般可用消炎和镇痛疗法。大血肿可做手术，并发骨折或休克时须立即采取相应治疗措施。

【诊断方法】

有跌打损伤病史，无开放性伤口。

【治疗手段】

1. 偏方验方（外用）

1）舒活酒

组成：血竭 12 克、三七 10 克、麝香 10 克、樟脑 10 克、冰片 10 克、薄荷 6 克、红花 15 克。

用法：上药共溶于乙醇或白酒即成。组织损伤严重，有内出血者，可用药棉浸透舒活酒敷患部，加压包扎。陈旧性损伤，用舒活酒外擦并按摩，每日 1~2 次，每次 5~10 分钟。

主治：各种新旧闭合性跌打损伤。

2）消肿散

组成：飞天蜈蚣 5000 克，生地 500 克。

用法：将上药共研细末备用。用凡士林、酒、水各等量调敷患处，新伤 24 小时内用冷敷，超过 24 小时加热调敷。

主治：骨折及脱位的早期，一切跌打扭挫伤，肌肉及韧带损伤局部瘀肿者。

3）跌打定痛散

组成：生大黄 500 克，蒲公英 500 克，见肿消 500 克，透骨消 500 克，散血草 500 克，马钱子 30 克，乳香 50 克，没药 50 克，冰片 30 克。

用法：将上药共研细末备用。

主治：一切损伤、挫闪伤局部瘀肿者，骨折及脱位早期血肿明显者。

2. 偏方验方（内服）

1）韭菜酒

组成：生韭菜或韭菜根 30 克，黄酒 100 毫升。

用法：将以上两味煮沸，或以韭汁调酒。口服，每天 1~2 次，酌量热饮。

主治：急性闪挫性扭伤的气滞血阻，心痛等。

2）鸡蛋两面针

组成：鸡蛋两只，两面针 30 克，红砂糖适量。

用法：将鸡蛋、两面针加水适量，同煮至蛋熟，去壳后加红砂糖适量后再煮 5 分钟，去渣即可。每次 1 个，日服 2 次，吃蛋喝汤。

　　主治：辅治一般扭挫伤。

二

日常损伤

（一）刀伤

【概述】

被刀或其他利器所割伤称之为刀伤。伤口一般较齐整。

【诊断方法】

有刀割伤病史。

【治疗手段】

1. 针刺治疗

治法：用梅花针叩刺治疗。梅花针常规消毒后，以感染线路及硬结为主，配以委中穴，在上述部位从红线及硬结的终点一次叩刺至起点，每次 2~3 个，强度以患者忍受为度，出血量大约为 0.5 毫升。隔 2 日 1 次，5 次为一疗程，相邻两疗程间隔 3 日。

主治：刀伤感染。

2. 偏方验方（外用）

1）刀伤方

组成：鲜紫花地丁一撮。

用法：捣如泥，压敷刀伤处，包扎。

主治：刀伤。

2）七厘散

组成：朱砂（水飞净）3.6 克，麝香 0.36 克，冰片 0.36克，乳香 4.5 克，红花 4.5 克，没药 4.5 克，血竭 30 克，儿茶7.2 克。

用法：上药研为极细末，瓷瓶收贮，黄蜡封口，贮久更妙。治外伤，先以药 0.21 克，烧酒冲服，复用药以烧酒调敷伤处；如金刃伤重，或食嗓割断，急用此药敷之。

主治：跌打损伤，筋断骨折，瘀血肿痛。刀伤出血，无名肿毒，烧伤烫伤。

3）山西省秘方验方

组成：当归 25 克，枣树皮 25 克。

用法：上药焙干研末，撒伤口上。

主治：刀伤出血。

4）龙眼核粉方

组成：龙眼核。

用法：先将龙眼核敲碎，去掉外层的光皮，然后将核放入锅内焙焦，研成粉末，贮瓶中备用。用时，将药末（适量）撒伤口上，覆上消毒纱布，用手轻按在伤口上，待血止后，再用消毒纱布包扎好，一般数日可愈。

主治：刀伤出血。

5）生半夏方

组成：生半夏 3 克。

用法：将生半夏研或细末敷伤口处。

主治：刀伤出血。

6）断指中药浸泡方

组成：（1 号）金银花 30 克，蒲公英 30 克，天花粉 15 克，当归 8 克，乳香 6 克，没药 6 克，防风 12 克，白芷 12 克，芒硝 30 克，大黄 10 克，紫草 10 克。

（2 号）金银花 30 克，蒲公英 15 克，天花粉 12 克，当归 12 克，乳香 6 克，没药 6 克，防风 6 克，白芷 15 克，芒硝 30 克，儿茶 10 克，血竭 10 克。

用法：以上方剂加水 1500 毫升，煎至 500 毫升，过滤备用，每剂用 3～4 天。按急诊常规清创处理后，创口开放，待创面凝血块形成并填充凹陷缺损，上面敷盖二层油纱布，以无菌敷料包扎。创面处理 6 小时后，将患指连同敷料一并浸泡在 40℃～45℃适量的中药煎剂中，30 分钟后拿出，不去除敷料，自然晾干，每天同法浸泡 3～4 次，首次更换敷料在清创后 24～30 小时，须在敷料保持湿度的情况下进行，忌用各种消毒棉球擦拭创面，不再用油纱布，只用无菌敷料包扎，继续按同法浸泡，初期浸泡用 1 号方剂，2 周后改用 2 号。

主治：刀伤断指。

3. 偏方验方（内服）

1）蜈蚣双蛇粉

组成：乌梢蛇 50 克，花蛇 60 克，蜈蚣 3 条。

用法：上料焙干，研末。每次服 6 克，白酒调服。

主治：辅治破伤风。

2）八味鸡矢白

组成：蜈蚣 1 条，全蝎、南星、天麻、白芷、防风各 9 克，羌活 6 克，鸡矢白（鸡蛋中的灰白色部分）6 克。

用法：鸡矢白焙干碾末，将其他药煎煮去渣取汁，放入鸡矢白末。每服 20 克，加黄酒一杯，必要时成人可加倍。

主治：破伤风。

3）全蝎散

组成：核桃仁 2 个，全蝎 1 只。

用法：共研细末。黄酒送服，见汗见效。

主治：破伤风。

4）椿象散

组成：椿树上臭斑虫（盲椿象）1 个。

用法：烤焦碾细末，分作二服。一份撒在伤口上，一份用黄酒冲服出汗。

主治：破伤风。

5）辽阳市秘方验方

组成：制马钱子50克，僵蚕25克，制南星15克，白附子15克。

用法：共研为细末备用。成人每次服2.5克，小儿酌减量。

主治：刀刃等利器割伤。

6）辽阳市秘方验方

组成：蝉蜕3.5克，手指甲10个。

用法：蝉蜕烧灰、手指甲烧黄，共研为细末，1次服完。无效者第二天再服1次。

主治：破伤风。

7）辽阳市秘方验方

组成：白芷50克，生南星50克，天麻50克，羌活50克，防风50克，生白附子70克。

用法：上六味药共研为细末，成人每次服15克，温白开水送下，无汗者用黄酒送下，每日1至3次。

主治：刀伤出血。

8）山西省秘方验方

组成：蝉蜕（去足尾）25克，黄酒250克。

用法：冲服。

主治：破伤风。

▶ （二）冻伤 ◀

【概述】

由于寒冷潮湿引起的人体局部或全身损伤。轻时可造成皮肤一过性损伤，要及时救治；重时可致永久性功能障碍，需进行专业救治。严重时可危及生命，需紧急抢救。前期主要临床表现有受冻部位冰凉、苍白、坚硬、感觉麻木或丧失；后期表现为一、二度冻伤愈合后，和三、四度冻伤组织坏死。

【发病原因】

当身体较长时间处于低温和潮湿刺激时，会使体表的血管发生痉挛，血液流量减少，造成组织缺血缺氧，细胞受到损伤，尤其是肢体远端血液循环较差的部位，如脚趾。

此外，还有气候因素；局部因素，如鞋袜过紧、长时间站立不动及长时间浸在水中均可使局部血液循环发生障碍，热量减少，导致冻伤和全身因素，如疲劳、虚弱、紧张、饥饿、失血及创伤等均可减弱人体对外界温度变化调节和适应能力，使局部热量减少导致冻伤等。

【诊断方法】

观察冻伤局部皮肤、组织的血运情况，必要时行 B 超等相关检查血运情况即可诊断。

【治疗手段】

1. 针刺治疗

治法：以三棱针在冻伤局部进行刺络放血，出血量约为 0.2～0.3 毫升，每日 1 次。

主治：冻伤。

2. 偏方验方（外用）

1）预防冻疮方

组成：生蜂蜜适量，樟脑。

用法：上二味，以蜂蜜：樟脑 = 8：2 的比例和匀，涂抹患处。

主治：涂脸、手、足以预防冻疮。

2）薛氏秘方验方

组成：生姜 1 块。

用法：把姜在火上煨热，切片涂擦患处。每晚 1 次。

主治：冻伤轻症。

3）薛氏秘方验方

组成：桂枝 60 克。

用法：加清水 1000 毫升，用武火煎煮，煮沸后 10 分钟取下，盆装候温，即将患肢浸于药液中，边洗边略施以按摩。每次浸洗 10～15 分钟，每天早、晚各洗 1 次。洗泡过的桂枝汤可加热重复使用。浸洗后用毛巾擦干患处，注意保暖。

主治：冻伤较重者。

4）薛氏秘方验方

组成：密陀僧（研末）30 克，桐油 60 克。

用法：将上药混合，调匀备用。外涂破馈伤口，每日早、晚各 1 次。

主治：冻疮面破溃。

5）辽阳市秘方验方

组成：樱桃水。

用法：取新鲜樱桃，除去核，留皮、肉，和水捣烂取汁备用。将以樱桃水任意涂患处，每日数次，时间越长越好。

主治：冻伤。

6）山西省秘方验方

组成：杏树皮若干。

用法：研末，先用开水洗患处，再将药末撒裂口内，纸糊烤干，立即止疼。

主治：皮肤冻裂流血。

7）防冻散

组成：桂枝20克，赤芍10克，当归10克，细辛3克，黄芪15克，附子10克，制川乌10克，干辣椒20克，川芎10克，红花8克，党参10克。加减：用于手部加羌活10克，用于足部加川牛膝10克、独活10克。

用法：加水1500毫升，先浸泡20分钟，然后煮沸40分钟。药汁沸后即用其蒸汽熏患处，待药汁温度适宜时再烫洗冻伤好发部位，每次时间30~60分钟，凉后加温。每日2~3次。

主治：冻伤前期预防。

8）冻疮膏

组成：防己60克，白蔹、当归、桂枝、紫草、虎杖各30克，赤芍20克。

用法：加乳剂型基质配制而成，每日于红肿处擦药数次。

主治：冻伤。

9）藿香正气冻伤方

组成：藿香正气水，红花油。

用法：将藿香正气水与正红花油混合，凡冻伤无溃疡部位及其周围 3 厘米远部位，将混合液于局部涂擦，每次 2 分钟左右，若已腐溃则单用藿香正气水局部涂擦，均每日 5 次。

主治：冻伤。

10）山莨菪碱甘油液

组成：山莨菪碱，甘油。

用法：将山莨菪碱 10 毫克混匀于 10 毫升甘油内制成山莨菪碱甘油混合液。外擦前用 40℃～42℃热水浸泡或热敷冻伤部位，并洗净、擦干，外擦山莨菪碱甘油混合液，每口 3 次，直至痊愈。

主治：冻伤。

3. 偏方验方（内服）

1）治疗冻疮方

组成：当归 9 克，赤芍 9 克，苏木 10 克，甘草 6 克，生姜 6 克，大枣 3 枚。

用法：水煎服。

主治：冻疮。

2）冻伤方

组成：毛冬青 30 克，当归 20 克，乳香 15 克，没药 15 克，路路通 10 克，细辛 3 克，甘草 5 克。加减：病在上者加川芎 10 克、桂枝 10 克，病在下者加牛膝 12 克，有热毒征象者加黄柏 10 克、金银花 20 克。

用法：水煎服（未成年人用量酌减），于刺络放血治疗后服用，治疗 3 天为 1 疗程。

主治：冻伤。

▶ （三）烧、烫伤 ◀

【概述】

烧、烫伤是生活中常见的意外伤害。常由沸水、滚粥、热油、热蒸汽等引起。如果处理及时，不会导致不良后果。

【发病原因】

该症由强热侵害人体，导致皮肉腐烂而成。高温可直接造成局部组织细胞损害，使之发生变性、坏死，甚至炭化。大面积严重烧伤可引起全身性变化，早期可因大量体液丢失和剧烈疼痛引起休克。在体液回吸收期和焦痂脱落期感染细菌可引起脓毒败血症。创面修复愈合可形成大量瘢痕或形成顽固性溃疡。

【诊断方法】

烧、烫伤的严重程度与烧烫伤的部位、面积大小和烧烫伤的深浅度有关。烧、烫伤在头面部，或虽不在头面部，但烧、烫伤面积大、深度深的，都属于严重者。

烧、烫伤按深度，一般分为三度。

一度烧、烫伤：只伤及表皮层，受伤的皮肤发红、肿胀，觉得火辣辣地痛，但无水疱出现；二度烧烫伤：伤及真皮层，局部红肿、发热，疼痛难忍，有明显水疱；三度烧烫伤：全层皮肤包括皮肤下面的脂肪、骨和肌肉都受到伤害，皮肤焦黑、坏死，这时反而疼痛不剧烈，因为许多神经也都一起被损坏了。

【治疗手段】

1. 偏方验方（外用）

1）烫伤方

组成：炉甘石6克，轻粉2克，飞滑石6克，白芷6克，制乳香2克，制没药2克，甘草2克，升冰片6克，明雄6克。

用法：以上各药分别研极细末，再合研，兑匀装瓶备用。各种水、火烫伤，伤处用生理盐水洗净，然后用药末撒敷患处，一日3次。

主治：各种小面积水、火烫伤。

2）烧伤验方

组成：地软子（北方人称鸡皮）100克，菜籽油（生用）60克。

用法：地软子用新瓦焙干，研细为末，用菜籽油调成糊状，涂于烧伤面上，一日3次。

主治：烧伤。

3）复方紫冰油

组成：紫草30克，地榆15克，生大黄15克，红花10克，冰片3克，火麻油500毫升。

用法：上前5味药入生火麻油内浸泡2周，滤去药渣，瓶装密封备用。遇烧伤后，小水疱擦药后可自行吸收，大水疱则需用消毒针（针灸毫针、缝衣针、注射针头）刺破水泡后，用消毒之鹅、鸭、鸡羽或消毒棉签蘸药液擦患处，每隔1~2小时擦药1次，结痂后每日擦药3~6次。

主治：烧、烫伤。

4）蚓冰液

组成：鲜活蚯蚓（地龙）5~10条，冰片0.5~3克。

用法：将鲜活蚯蚓用清水冲净泥土后，放入洗净的陶瓷盘或陶瓷碗内，撒入冰片。稍许（约5~10分钟），蚯蚓即可分泌出涎液（以烧伤面积而选用蚯蚓及冰片的用量）。用消毒之鸡、鸭、鹅羽或消毒棉签蘸此涎液均匀涂擦于受伤处。每隔0.5~2小时擦药1次，4~8小时后可结痂，结痂后，每日擦3~6次药。

主治：烧、烫伤。

5）冰螺液

组成：田螺2~10个，冰片0.5~3克。

用法：从存水田（冬水田）或堰塘、水库内打捞出水螺（田螺）2~10个。放入洗净的盘或碗内，待螺伸出头身时，将冰片撒于螺的头身，螺遂分泌出涎液，用消毒之鸡、鸭、鹅羽或梢毒棉签蘸其涎液均匀地擦干患处。每隔1~2小时擦药1次。6~12小时后可结痂，结痂后，每日擦药3~6次。

主治：烧烫伤。

6）外洗方及内服方

外洗方组成：凤尾草、黄连、大黄、紫花地丁，各等分。水煎浓汁。

内服方组成：连翘（去心）9克，天花粉6克，鲜石斛9克，鲜生地12克，麦门冬（去心）12克，甘草5克。共水煎内服。

用法：取外洗方各药水煎2次，混合一起，放入少量食盐更好，温洗患部后再用烧烫膏涂搽创面，然后覆盖单层消毒纱布固定，如患部有大、小水疱或焦枯物，应先清除，洗净擦干，再用药膏，容易吸收。换药时如外盖纱布不易撕下，应先用外洗药水湿透便可。如患部药膏干燥不流脓或黄水，表明结痂而愈。如有黄水不收，应照前法清除擦干上药膏直至痊愈。

不是烧、烫严重的不需内服药。

主治：烧、烫伤。

7）紫壳膏

组成：紫草250克，大黄250克，米壳250克，白芷250克，黄蜡200克，血竭37.5克。

用法：将血竭研成细粉，过100～120目筛，紫草等5味药分别切碎，放入称取好的麻油2500克中浸泡4～8小时。炸料：将浸泡好的药料倒入锅内，用武火加热至沸，改文火，将药料炸至枯黄色，药液呈紫红色时，捞出药渣、过滤。制膏：将药液倾入洁净容器内，取黄蜡200克放入药液中熔化，待温度降至80℃时，兑入血竭细粉搅拌均匀至冷凝。分装：将成膏分别装在洁净容器内以供制敷料用。先将烫伤面用生理盐水洗净，然后将此膏用消毒棉轻轻涂在烫伤面上并使烫伤面暴露。1日1～2次，创面逐步形成一层药痂，一般6～10天后药痂分离脱落，创面愈合。

1次包扎法：用0.1％的新洁尔灭清创后，将此膏纱布贴于创面1～2层，无菌纱布包扎，不再换药。一般7～15天后打开敷科，药纱紧贴，干燥，暴露2天后药纱脱落，创面愈合。

主治：烧烫伤。

8）七厘散

组成：朱砂（水飞净）3.6克，麝香0.36克，冰片0.36克，乳香4.5克，红花4.5克，没药4.5克，血竭30克，儿茶7.2克。

用法：上药研为极细末，瓷瓶收贮，黄蜡封口，贮久更妙。治外伤，先以药0.21克，烧酒冲服，复用药以烧酒调敷伤处；如金刃伤重，或食嗓割断，急用此药敷之。

主治：跌打损伤，筋断骨折，瘀血肿痛。刀伤出血，无名肿毒，烧伤、烫伤。

9）家庭秘方验方

组成：真桐油、生大黄末、食盐，各适量。

用法：先取真桐油（芝麻油亦可）外敷伤处，撒细盐少量，再用生大黄末遍盖。

主治：烫、火伤。

10）家庭秘方验方

组成：蚯蚓、白糖。

用法：蚯蚓61条（洗净），拌入白糖后用碗盖住，约半日即可化为液体。遇有烫火之伤，用其汁液外敷。

主治：烫、火伤。

11）家庭秘方验方

组成：石灰、桐油。

用法：取新出窑的石灰，用冷水化开（水宜多不宜少），次日水面结—层如冰薄层，将其取出再加入桐油，调匀厚敷于伤处。每日敷3～5次。

主治：烫、火伤疱破等。

12）家庭秘方验方

组成：芝麻油、白蜡、蜂蜜，各适量。

用法：先将猪油熬滚，次入白蜡，熬液滚开，再入蜂蜜煎熬搅匀，最后将其放入冷水中半日，隔水拔去火气。遇有烫、火之伤，用新毛笔或棉纱调敷于伤处。

主治：烫、火伤。

13）家庭秘方验方

组成：猪毛、大黄、冰片、芝麻油。

用法：取干净猪毛1篮，放锅内炒至融化黑水，待其冷定后加大黄粉末10克，冰片0.3克，再用芝麻油（茶油、蜡烛油均可）调匀，外敷于伤处。

主治：烫、火伤。

14）家庭秘方验方

组成：钳子壳、冰片。

用法：取钳子（又名瓦楞子）壳锻枯，研为极细粉末，配冰片少许拌匀，用以外敷。伤湿处可以干敷，伤干处可用芝麻油调匀搽敷。

主治：烫、火伤。

15）家庭秘方验方

组成：鸡腿骨、芝麻油。

用法：先取啃后鸡腿骨2只，敲为碎块，放锅内用文火炒至黄焦色，然后将其研为粉面，再加适量香油调为糊状。遇有此类伤者，用棉球蘸其骨油敷于伤处。

主治：烫、火伤。

16）山西省秘方验方

组成：白头地龙500克，白糖250克。

用法：先将地龙装入瓷罐内，后倒白糖，再将罐口固封，春五天，夏三天，秋七天，自化成水，滤涂患处。

主治：烧伤。

17）家庭秘方验方

组成：食用醋。

用法：先将3度食用醋倒入盆内，再将破伤部位置于醋中，约十几分钟后可使伤肤恢复原色。如有浸泡不到的创面可用手或毛巾蘸醋往上浇淋。如有头、腿、臂等不宜浸泡之部位可用醋浸毛巾或纱布外敷，且不断用手撩醋浇浸，约30分钟后，即可获愈。

主治：烫疱伤。若因吃过热食物将口腔烫伤时，可立取食醋含于口中，再缓缓咽下，连续几次可愈。

18）家庭秘方验方

组成：生芋头。

用法：烫、火伤后急取生芋头 1 块，捣融，外敷于伤处，芋热则换。

主治：烫泡火伤。

19）家庭秘方验方

组成：大葱叶。

用法：若遇水或油烫伤，可随手掐掐一段鲜绿葱叶劈为片状，将其有黏液的一面贴于伤处（如面积大，则可多贴几片），并予轻轻包扎。

主治：烫伤。

20）家庭秘方验方

组成：南瓜。

用法：取南瓜 1 个，将其瓜肉和瓜瓤一起捣为糊状，涂于伤处，包扎固定。每日更换 1 次。

主治：水、火烫伤。

21）家庭秘方验方

组成：南瓜。

用法：取南瓜 1 个，整装封于坛内，时间不久便可融化为水。遇有烫火之伤取其汁液外敷，可随手而愈。

主治：水火烫伤。

22）家庭秘方验方

组成：芝麻油 1000 克、生大黄（切片）250 克。

用法：将 2 味药用铜锅熬至药色焦黑后，用瓦罐连液一同收贮起来。遇有此伤，用鸡翎毛或棉标棒蘸油搽敷。

主治：烫泡火伤。

23）薛氏秘方验方

组成：生地榆 60 克，黄柏 30 克。

用法：将上药共研细末，用香油将药末调成糊涂伤处。每日 1 次。

主治：烫疱火伤。

24）薛氏秘方验方

组成：蜂蜜适量。

用法：用消毒棉签蘸蜜轻涂伤处，待干再涂，连续涂 6～7 次。

主治：烫伤，未起水疱。

25）薛氏秘方验方

组成：蛋黄油适量。

用法：将鸡蛋煮熟，取蛋黄（蛋白不用）捣碎，放入铁勺内，以文火熬枯，即取蛋黄油。用时，用毛笔蘸油外擦局部，每天 3～4 次。创口宜暴露。

主治：烫伤。

26）薛氏秘方验方

组成：煤油。

用法：手足部发生烫、火伤后，立即将受伤处浸泡于煤油中，至疼痛消失为止。若受伤部位浸泡不方便，也可用棉花浸蘸煤油敷于伤面上，但止痛效果较差。

主治：烫、火伤。

27）薛氏秘方验方

组成：碱面（不拘多少）。

用法：凡烫伤不起疱者，用碱面浸汤，乘温搽患处，立即止痛，如有水疱者，不必剪破，以白酒调陈石灰末为稀糊涂之。

主治：水、火烫伤。一般轻伤治疗 3～4 天。

28）辽阳市秘方验方

组成：老黄瓜适量。

用法：将老黄瓜不拘多少，用刀切开装入瓶中密封，埋在地下保存数月备用。取黄瓜陈浸水外用，每日数次。

主治：烧、烫伤。

29）辽阳市秘方验方

组成：鲜樱桃水 1500 克。

用法：将樱桃自化为水，去樱桃核，留水装瓶备用。用棉花蘸药水频涂患处。

主治：烧、烫伤。

30）辽阳市秘方验方

组成：生川军 15 克，生石膏 15 克，乳香 15 克，儿茶 15 克，刘寄奴 15 克，冰片 5 克。

用法：共研为细末，用香油调和外用。

主治：烧、烫伤。

31）辽阳市秘方验方

组成：西瓜水适量。

用法：取 9—11 月间熟透的大西瓜去皮和子，将瓤和汁装在干净的玻璃瓶内密封瓶口，放置 3～4 个月后即可产生一种似酸梅汤的气味，然后过滤即可应用。取冻西瓜水适量外涂。每日数次。

主治：烧、烫伤。

32）辽阳市秘方验方

组成：寒水石、生大黄，各等量。

用法：共研为末，以香油调和，外敷患处。

主治：烧、烫伤。

33）辽阳市秘方验方

组成：鸡蛋清。

用法：开水烫伤或烧伤时可立刻用鸡蛋清外涂患处。

主治：烧、烫伤。

34）辽阳市秘方验方

组成：生地榆、川军，各等量。

用法：共研为细末。取药粉用香油调和外用。

主治：烧、烫伤。

35）辽阳市秘方验方

组成：干净猪毛 200 克，香油 500 克，蜂蜡 20 克。

用法：将香油放锅内加热煮沸，然后放入猪毛搅拌，炸枯过滤，滤油，趁热加入蜂蜡，搅拌均匀即得药膏。外涂患处。

主治：烧、烫伤。

36）辽阳市秘方验秘方验方

组成：大黄、寒水石、生地榆、地榆炭，各等量。

用法：共研为细末，用香油调敷患处。

主治：烧、烫伤。

37）山西省秘方验秘方验方

组成：水飞石灰 3 杯，蜂蜜、香油各 1 杯。

用法：调成糊状擦患处。

主治：火伤、烫伤。

38）山西省秘方验方

组成：石膏、大黄、滑石、海螵蛸，各等分。

用法：共研细末，香油调擦。

主治：烫、火烧伤。

39）山西省秘方验方

组成：紫草 20 克，生甘草 10 克，煅石膏 30 克，黄蜡 10 克，香油 200 克。

用法：先煮生甘草，次入紫草，去渣后，再入石膏、黄蜡，即成。涂患处数次。

主治：烧疮。

40）芦荟外敷方

组成：新鲜芦荟，板蓝根粉。

用法：患处经冷水冲洗后，以生理盐水冲洗创面，轻拭去表面的黏附物，已破的水将表皮剪掉，水疱完整者，用一次性注射器吸出疱内液体后，用生理盐水调湿板蓝根粉敷于创面，外敷面积要超过创面 1 厘米，以便形成一个保护膜，可有效防止细菌侵入。取新鲜芦荟，用清水洗净，去刺及表皮后，用消毒刀将芦荟切成薄片敷于患处，外用无菌纱布包裹，外敷面积范围同板蓝根。每日换药 1 次。

主治：小面积烧、烫伤。

41）南瓜藤汁

组成：南瓜藤汁。

用法：将南瓜藤砍成一寸长的小节 500 ~ 1000 克，捣烂成糊状挤其汁装入玻璃瓶内备用，埋在土里一月或半月。将患处用茶叶水洗干净后再将南瓜藤汁擦于伤处。

主治：烧、烫伤。

42）紫草油

组成：黄柏 30 克，黄芩 30 克，黄连 30 克，虎杖 30 克，地榆 30 克，紫草 30 克，芝麻油 100 克。

用法：先将芝麻油 100 克置铁锅内烧至八成熟，将黄柏、黄连、黄芩、地榆、虎杖放入油内，待黄柏成为深褐色时，放入紫草，约 10 分钟后即可，滤渣后备用。使用紫草油前先将烫伤部位用生理盐水冲洗干净，去除污物及脱落的皮肤，然后用生理盐水冲洗，再用新洁尔灭液或消毒液冲洗，再用生理盐水冲洗完消毒液，即可使用紫草油外用。一般有两种方法，一种为包扎疗法，用于四肢部分，3 天更换一次；一种为暴露疗法，用于躯干部和会阴部及头面部，油干即涂。

主治：烧、烫伤。

43）黄玉膏

组成：罂粟壳、当归、白芷、黄柏、紫草、甘草、冰片。

用法：常规清创后祛除剥脱的痂皮，直接外涂黄玉膏适量，外敷凡士林纱条。每隔 1~2 日换药 1 次，若分泌物多，浸湿纱布，及时更换黄玉膏及敷料。

主治：烧、烫伤。

44）复春散Ⅰ号

组成：黄连、黄柏、黄芩、冰片、没药、熟粉。

用法：无菌清创后，剪除水疱及皮，每日 2 次，将复春散Ⅰ号调成糊状涂于创面至愈合。

主治：烧、烫伤。

45）复方紫草烧伤油

组成：紫草、血竭、白及、冰片、麻油。

用法：清洗创面后，涂油于患处，每天 1~3 次，或浸以灭菌纱布敷于创面上，每天 1 次，或隔天 1 次。

主治：烧、烫伤。

46）烧伤乳油

组成：当归、生血余、生龟板、生地黄、生石膏、乳香、没药等。

用法：用麻油炸透提取。

主治：烧、烫伤。

47）中药敷料方

组成：紫草 15 克，地榆 15 克，土黄连 15 克，炮甲 10 克，乌梅 6 克，五倍子 15 克，虎杖 10 克，黄连 15 克，黄柏 15 克，白芷 15 克，白及 15 克，冰片 6 克，血余炭 6 克，凡士林 6 克，血竭 6 克。

用法：上药与植物油按比例配置。清创后用上述中药敷料敷盖创面 3～5 层，用胶布无张力固定。

主治：烧、烫伤。

48）烫伤油

组成：地榆 30 克，黄柏 30 克，地骨皮 30 克，虎杖 20 克，甘草 20 克，麻油 500 克，米壳 20 克，冰片 20 克。

用法：将前五味药浸于麻油中，24 小时后用文火煎至干焦样，去渣过滤，再置入米壳和冰片，继续用文火煎 15 分钟，12 小时后滤出上清液即可。该烫伤油于无菌清创包扎后第 3 天进行暴露治疗，即用烫伤油外涂，每日 2 次。

主治：烧、烫伤。

49）喷雾方

组成：虎杖 1 千克，儿茶 500 克，当归、红花、丹参、黄连、黄芩、荜茇、细辛、丁香、冰片各 100 克，80% 酒精适量。

用法：上药制成酊剂，每 100 毫升制剂加 2% 利多卡因 10 毫升，清创后用喷物品均匀喷洒创面，每日 1 端 2 次，用药 5 到 10 天。

主治：烧、烫伤。

50）烧伤止痛膏

组成：当归 120 克，冰片 80 克，地榆 180 克，大黄 150

克，虎杖 110 克。

用法：研末，加入麻油和适量蜂蜡加热，充分混合即成。清创后将烧伤止痛膏敷于创面，厚约 2 毫米，用无菌纱布包扎，每日换药 1 次，严重者每日换药 2 次，同时给予抗炎、补液、营养支持治疗。

主治：早期烧、烫伤创面。

51）烫伤散

组成：石茄子，麻油适量。

用法：先将石茄子除去尘污，继用篾刀刮下叶背的绒毛，装瓶贮存。清创后，取药末加适量麻油调拌成稀糊状，涂敷于创面，每日 2 次，轻者不需用其他药物，重者如面积较大或Ⅱ度、Ⅲ度烧、烫伤，应配合抗生素、补液等综合治疗。

2. 偏方验方（内服）

1）五爪金龙酒

组成：五爪金龙根 90 克。

用法：将上药洗涤，切碎，放入大酒瓶，加米酒 500 毫升密封浸泡，7 天后即可去渣过滤备用。每日 2 次，每次饮服 10 毫升。

主治：跌打损伤，无名肿毒，水、火烫伤，皮肤糜烂等症。

2）家庭秘方验方

组成：白砂糖、芝麻油。

用法：烫火之伤，凡属危重者，应急令伤者用白砂糖热水冲服，或用蜂蜜调温开水饮服，以免火毒攻心难于救治，无力自饮者，必须灌服。同时取芝麻油或糯米淘水加芝麻油 1 盅（多少应以受伤面积大小而定），用筷子顺搅 1000～2000 下（切勿少搅），挑起可以成丝，再用新毛笔或棉纱蘸油擦敷外伤。

主治：烫疱火伤。

【概述】

指被感染狂犬病毒的犬类咬伤的病症。狂犬病病毒属于弹状病毒科狂犬病毒属，单股 RNA 病毒，动物通过互相间的撕咬而传播病毒。被狂犬咬伤后易患狂犬病，临床表现为特有的恐水、怕风、咽肌痉挛、进行性瘫痪等。

【发病原因】

主要是由狂犬病毒通过动物传播给人而致。人被患病动物咬伤后，动物唾液中的病毒通过伤口进入人体而引发疾病，少数患者也可因眼结膜被病兽唾液污染而患病。

【诊断方法】

早期易误诊，儿童及咬伤史不明确者犹然。已在发作阶段的患者，根据被咬伤史、突出的临床表现，可初步诊断。免疫荧光试验阳性可确立诊断。还可通过血、尿常规及脑脊液检查、病毒分离、抗原检查、核酸测定、动物接种、抗体检查等进行诊断。

【诊断方法】

1. 针刺治疗

治法：先针刺去恶血，灸疮中十壮，此后，每日灸一壮，至百日乃止。忌饮酒，常饮韭菜自然汁，以淬封灸疮。

主治：狂犬咬伤。

2. 灸法治疗

治法：速以艾灸外丘穴二壮，又灸所咬之处七壮，立愈。

主治：狂犬病。

3. 偏方验方（外用）

1）狂犬咬伤伤口治法

组成：路边黄（又叫大鹅儿肠草）适量。

用法：先在伤口处写虎字，哈口气，用手上气抹伤口，后贴捣烂的路边黄贴在伤口周围，留口，此药消肿生肌特效。

主治：狂犬咬伤。

2）家庭秘方验方

组成：杏仁、韭菜汁等。

用法：被狂犬咬伤后，应先看其头顶，如有红发2～3根，可尽快拔掉，随后于无风处用冷茶（成其他可用药水）洗净污血。然后，取杏仁适量捣碎外敷于伤口，再迅速挤压韭菜液汁1碗内服。时隔7日，再服韭菜汁1碗，49日共服7碗。同时，伤口上再用煮熟的鸡蛋白壳（去黄）盖住，用艾绒在上烧烤数十次，可愈。

主治：狂犬病。

3）家庭秘方验方

组成：上火硝（提净）15克，制炉甘石3克，上雄精1.5克，当门子1克，大冰片1克。

用法：咬伤后，先将伤口洗净，再将上药洗极净后研为细粉，然后取其少许药末点入眼角。过一时，视伤口有黄水渐流出，待黄水流尽可愈。

主治：狂犬伤。

4）家庭秘方验方

组成：豆豉、香油。

用法：被狂犬咬伤后，即刻将豆豉研为粉末，再用香油（即芝麻油）稠调为丸，如弹子大小。用时，手握此丸，在伤处反复滚擦，丸内如有茸茸狗毛，此系毒气在出，换丸再行滚擦，直至无毛为止。应常食杏仁，以防其毒复发。如无豆豉，用蚯蚓粪调香油为丸滚擦亦可。

主治：狂犬伤。

5）家庭秘方和验方

组成：胡椒。

用法：咬伤后，急取胡椒研为粉末，外敷于伤处。1次未愈，可行几次。

主治：狂犬咬伤。

6）家庭秘方和验方

组成：番木鳖。

用法：取番木鳖几只，切片，新瓦炙焦存性，研为粉末，敷于伤处。1次未愈，可行几次。此方一般外敷几日便可收功。即使破烂已久，也可半月必愈。另外，将刮皮、去尖杏仁嚼融外敷伤处，也有好的效果。不过应注意，被家犬咬伤之后，有条件的应先去医院就诊，在排除狂犬病毒感染后再行治疗，无条件者，可先用甘草水或酒洗净后，再依上述几方调治。

主治：狂犬咬伤。

7）薛氏祖传秘方

组成：马钱子9克。

用法：焙黄。将上药研细末，患处溃疡成疮流脓水时，用药末干擦患处，每日早、晚各1次。若患处干时，用香油调药末敷患处。

主治：狂犬咬伤。

8）辽阳市验方秘方

组成：桦树皮粉适量。

用法：取松树皮切碎研末外涂咬伤处伤口，日换 1 次。

主治：狂犬咬伤。

4. 偏方验方（内服）

1）狂犬咬伤立服方

组成：生台党 6 克，羌活 9 克，玉竹 9 克，前胡 9 克，枳壳 6 克，桔梗 6 克，茯苓 9 克，川芎 6 克，生地榆 30 克，柴胡9 克，甘草 9 克，紫竹根节 7 节，生姜 3 片为引，黑黄豆适量。

用法：浓煎温服即好。

主治：狂犬咬伤。

2）狂犬病发作先服方

组成：斑蝥、轻粉、白酒、红糖。

用法：10 岁以下用 3 个小斑蝥，10—20 岁者用中等斑蝥3~4 个，20—50 岁者用小斑蝥 7 个，50—70 岁者用大的斑蝥1 个，70 岁以上者大些的斑蝥用 2 个，小的用 3 个。看健康体弱，病毒轻重情况加减药。施用斑蝥时，一定要去掉头、脚、翅，大的斑蝥只能用 3~4 个，不能超量，备好斑蝥后，再加入轻粉 1.5 克，用筷子头挑三下，即是 1.5 克粉量。小孩子挑一下，中年人挑二下，老年人挑一下（0.5 克）即可。用小杯子将斑蝥捣烂细，再加入应放入的轻粉和匀，再用匙子装着，将白酒适量煨热后，用热酒冲药粉，只要滴几滴热酒，一口吞下，要快，不能试吃，大吞服，以免口里起疱，小孩吃可以加一点红糖，大人亦可，吃后漱口水吞下。注意服药粉酒不能打停、打强、打呕，清早空腹服，吃药后再吃饭。

主治：狂犬咬伤。

3) 狂犬病发作后服方

组成：羌活 12 克，川芎 8 克，柴胡 8 克，玉竹 8 克，防风 12 克，独活 12 克，陈皮 9 克，青皮 8 克，茯苓 8 克，桔梗 8 克，甘草 3 克，紫竹根节 7 节，病重虚甚者加生地 8 克。

用法：上药服 3 剂，1 天 1 剂，分 3 次服，头道药水服 2 餐，二道药水服 1 餐。

主治：狂犬病发作。

4) 败毒散方

组成：前胡 12 克，柴胡 8 克，羌活 8 克，独活 8 克，川芎 8 克，枳壳 10 克，桔梗 8 克，荆芥 8 克，防风 12 克，金银花 8 克，连翘 8 克，芦荟 8 克，紫竹根节 7 节。小孩用量减半。

用法：水煎服。

主治：狂犬咬伤。

5) 家庭秘方验方

组成：点铜锡（锉碎）6 克，甘草 9 克，马钱子 1 个，长灯芯 1 根。

用法：清泉水煎服，日服 1 剂。

主治：狂犬伤。

6) 山西省秘方验方

组成：麝香 0.15 克，飞矾 10 克，白胡椒 7 粒，斑蝥（去毛）7 个。

用法：共研细末，装入两个鸡蛋内，蛋口相对，用草纸包裹，再用泥封，放在新砖上，将木炭火置于蛋的周围，烤蛋同药成熟，取出即成，用开水冲服。

主治：疯狗咬伤。

7) 薛氏秘方验方

组成：金银花 9 克，青风藤根 15 克，黄芩 5 克，连翘 6

克，甘草 15 克，栀子 3 克。

　　用法：水煎服，每日 1 剂。

　　主治：狂犬病。

　　8）家庭秘方验方

　　组成：龙牙齿（名"马鞭草"），荸荠各适量。

　　用法：水煎，饮服。

　　主治：狂犬伤。

　　9）家庭秘方验方

　　组成：地骨皮（又名枸杞根）。

　　用法；先将枸杞根捣烂，再用酒适量稍煎饮服 1～2 日，然后当茶常饮。

　　主治：狂犬伤。

　　10）家庭秘方验方

　　组成：烟尿（又名烟油，其色如酱）。

　　用法：被狂犬咬伤后，急将烟筒内的烟油（竹木烟筒内的最好）用冷水洗出，饮 1～2 碗。此系治蛇咬之方，因犬嗅蛇毒而疯，故可与蛇咬同治。烟油，味辛辣。用时味觉不辣者，可采用此方继续饮用几次，以觉辛辣为度。

　　主治：狂犬伤。

　　11）山西省秘方验方

　　组成：斑蝥 4 个（亦有 2 个或 6、7 个者），麝香 1 分，雄黄 5 分，生草 3 分，滑石。

　　用法：共研为末，黄酒送下盖被出汗。

　　主治：疯狗咬伤。

　　12）薛氏秘方验方

　　组成：黑丑、白丑、雄黄各 9 克。

　　用法：将以上各药轧细末调匀，用白开水冲服。每日

1 剂。

主治：狂犬病。

13）薛氏秘方验方

组成：没药、三七、血竭各9克。

用法：将以上药轧细末调匀，用黄酒冲服，盖被休息。

主治：狂犬病。

14）家庭秘方验方

组成：万年青。

用法：先洗净污血，再取花盆内栽种的万年青适量，连根捣碎绞汁和酒服。之后即有血块随大便排出，可渐愈。

主治：狂犬伤。

◆▶ （五）蛇咬伤 ◀◆

【概述】

指被蛇牙咬入了肉，特别是指被通过蛇牙或在蛇牙附近分泌毒液的蛇咬后所造成的伤口。被无毒的蛇咬伤后，就像治疗针眼大小的伤口一样，伤口轻度刺痛，有的可起小水疱，无全身性反应。被毒蛇咬伤，在伤处可留一对较深的齿痕，蛇毒进入组织、淋巴和血流，有出血、疼痛、红肿，并向躯体近心端蔓延，附近淋巴结肿大，有压痛，起水疱。全身症状有发热、寒战、头晕、头痛、乏力、恶心、呕吐、嗜睡、腹痛、腹泻、视物不清、鼻出血，严重者惊厥、昏迷、心律失常、呼吸困难、麻痹、心肾衰竭，必须急救治疗。

【诊断方法】

毒蛇的头多呈三角形，颈部较细，尾部短粗，色斑较艳，咬人时嘴张得很大，牙齿较长。毒蛇咬伤部常留两排深而粗的牙痕。无法判定是否为毒蛇咬伤时，按被毒蛇咬伤的方法急救。

【治疗手段】

1. 拔罐治疗

治法：在患侧十宣穴、八邪穴用三棱针点刺放血，在大椎、曲池、外关、内关及肿胀明显处，用三棱针点刺 5～8 针，用闪火法拔罐，每罐出血水 50～100 毫升左右，每日 1 次。

主治：蛇咬伤。

2. 偏方验方（外用）

1）毒蛇咬伤方

组成：家用韭菜三五斤。

用法：将韭菜洗净切碎，加食盐于石臼内捣如泥，涂患处，韭汁可生饮，此内服外治之法也。

主治：毒蛇咬伤，外敷内饮。

2）毒蛇咬伤方

组成：白芷，麦冬，醋。

用法：白芷内服、外敷，麦冬为引，服药前喝半碗醋。

主治：毒蛇咬伤。

3）瓜子金

组成：鲜瓜子金（鲜药瓜子金，有活血消肿解毒、排脓之功）。

用法：凡被毒蛇咬伤者，于肿处上方立即结扎，局部刺血，用罐拔出毒血，取鲜瓜子金适量饮。捣烂敷患处（忌铁器捣药），中留孔，早、晚各换药 1 次，直至痊愈。若全身中毒深重者。配合西药抢救治疗。一般 5 ~ 15 天痊愈。

主治：毒蛇咬伤。

4）家庭秘方验方

组成：烟油。

用法：被蛇咬伤后，急将烟筒内的烟油（竹筒内的油最好）用冷水洗出，饮上数碗。受毒重者，饮时其味觉甜而不辣，以多饮为炒。伤口痛甚者，可能内有毒牙，多用烟油涂擦必出。此系治蛇咬伤第一要方。如被蛇咬住，且缠身不放，也可急取烟油水数碗自饮，并将烟油滴入蛇口，蛇即自行松口落地。

主治：蛇咬伤。

5）家庭秘方验方

组成：白芷末、胆矾、麝香。

用法：被蛇咬伤后，久治不愈，且伤口已腐烂。可先将腐肉洗净，再取白芷粉末加胆矾末和麝香少许搓搽，待恶水流出再包扎好。

主治：蛇咬伤成疮。

6）家庭秘方验方

组成：凤仙花、马齿苋。

用法：被蛇咬伤后，取鲜凤仙花适量洗净，连根、茎、叶一起粉碎，轧其汁液饮服，其余渣外敷于伤处，也可取鲜马齿苋，榨汁几斤饮服，其渣同样外敷于伤处。

主治：蛇咬伤。

7）家庭秘方验方

组成：酒曲、唾液、白酒。

用法：蛇咬伤后，先用肥皂水或盐水洗净伤口周围皮肤，再以伤口（牙痕）处为中心，作"十字"形切开（切口不宜过深过大，以免伤及血管、神经）。然后，取白酒反复冲洗伤口，并用麻线或棉线在伤口周围轻轻按压与刮动，以利毒液排出。最后，以唾液调酒曲末外敷伤口，包扎不宜太紧。

主治：蛇咬伤。

8）辽阳市秘方验方

组成：蓍草叶 30 克，龙胆草叶 30 克，红矾 5 克，豆腐水 1000 毫升。

用法：将豆腐水加热到 40℃，然后放入全部药品再浸泡约 10 分钟可用。用药液洗患处，肿到哪里洗到哪里。

主治：蛇咬伤。

9）山西省秘方验方

组成：扁豆叶。

用法：捣如泥敷于伤口，其毒自消。

主治：蛇咬伤。

3. 偏方验方（内服）

1）家庭秘方验方

组成：白芷。

用法：被蛇咬伤后，急取新汲凉水调白芷粉末，使伤者饮服。不能自饮者可以灌服。

主治：蛇咬伤。

2）家庭秘方验方

组成：烟油、鸡蛋。

用法：被蛇咬伤后，急取烟油水内服（如前所述）；用时，外取1枚鸡蛋破一小孔，对准伤口按住。少顷，蛋内色变乌黑，黑则再换，至蛋内颜色正常为止。另外，被蛇咬伤后应将其受伤部位上部扎紧，以防毒攻其心，再用此二方并治。此乃致稳致便之方，因而也必获百发百中之效。

主治：蛇咬伤

3）家庭秘方验方

组成：五灵脂30克。

用法：将此2味药共研为末，每次服6克，以酒调服。

主治：蛇咬伤。

4）家庭秘方验方

组成：蝉蜕、甘草、威灵仙、当归尾、全虫、木瓜、连翘、金银花、桂枝各4.5克，野菊花15克，蜈蚣（去头）1条。

用法：此药以白酒250克为引，用木柴火慢慢煎煨。要求患者本人自煎其药，使之闻吸之气味，煎毕内服。

主治：毒蛇咬伤。

5）山西省秘方验方

组成：竹木杆烟袋内烟油。

用法：把烟油用水洗出，加水一二碗，令被咬伤者服之，受毒者感其味必甜而不辣，以多服为佳，伤口疼甚者内有蛇牙毒，多用烟油涂于伤口，其毒必消，即止疼痛。

主治：毒蛇咬伤。

【概述】

被马蜂蜇后可以致人出现过敏反应和毒性反应，严重者可导致死亡。被蜇后，皮肤立刻红肿、疼痛，甚至出现瘀点和皮肤坏死；眼睛被蜇时疼痛剧烈、流泪、红肿，可以发生角膜溃疡。全身症状有头晕、头痛、呕吐、腹痛、腹泻、烦躁不安、血压升高等，以上症状一般在数小时至数天内消失。严重者可有嗜睡、全身水肿、少尿、昏迷、溶血、心肌炎、肝炎、急性肾功能衰竭和休克，甚至死亡。部分对蜂毒过敏者可表现为荨麻疹、过敏性休克等。

【发病原因】

马蜂毒液的主要成分为组胺、五羟色胺、缓激肽、透明质酸酶等，毒液呈碱性，易被酸性溶液中和。毒液有致溶血、出血和神经毒作用，能损害心肌、肾小管和肾小球，尤易损害近曲肾小管，也可引起过敏反应。

【诊断方法】

有被马蜂蜇伤病史。

【治疗手段】

1. 偏方验方（外用）
家庭秘方验方
组成：蚯蚓粪。

用法：被黄蜂蜇伤后，可取蚯蚓粪适量，水调外敷伤处。如觉伤处麻木难受，可再取臭虫血外敷。

主治：黄蜂蜇伤。

2. 偏方验方（内服）

实用秘方验方

组成：蜂蜜1茶盅，凉水1茶盅。

用法：搅匀灌服。

主治：蜂蜇中毒昏迷。

［1］邓家刚．药用酒谱［M］．南宁：广西科学技术出版社，1990.

［2］董宪章．家庭秘方验方［M］．济南：山东科学技术出版社，1993.

［3］胡青昆．珍本医籍丛刊·跌打损伤回生集·全体伤科［M］．北京：中医古籍出版社，1991.

［4］邓家刚．中医风湿跌打药酒的制作与应用［M］．南宁：广西科学技术出版社，2001.

［5］杨永广．中医经典护理［M］．沈阳：辽宁科学技术出版社，1992.

［6］胡思九．实用中医简便验方［M］．西安：三秦出版社，1993.

［7］宋一同．实用骨伤药膳425种［M］．北京：中国华侨出版社，1994.

［8］河北省卫生工作者协会．中医验方汇选［M］．石家庄：河北人民出版社，1957.

［9］薛维振．薛氏祖传秘方［M］．北京：北京科学技术出版社，1993.

［10］余瀛鳌．中医古籍珍本提要［M］．北京：中医古籍出版社，1992.

［11］张俊庭．中国中医药优秀学术成果文库 中华名医专家创新大典（医学精英与优秀人才科研专卷）［M］．北京：中医古籍出版社，1998.

［12］温建民．颈椎病防治250问［M］．北京：中国中医药

出版社，2004.

[13] 陈占魁．陈氏整骨学［M］．哈尔滨：黑龙江人民出版社，1980.

[14] 胡永久．新安骨伤科名家治法［M］．合肥：安徽科学技术出版社，2006.

[15] 龚桂烈．龚氏三代骨科秘方［M］．北京：北京科学技术出版社，1994.

[16] 孙美珍．骨伤科病实用方［M］．南京：江苏凤凰科学技术出版社，1993.

[17] 朱玉良．辽阳地区土验秘方集锦［M］．沈阳：辽阳市中医中药研究所．

[18] 黄建民．颈椎病·肩周炎·腰腿痛［M］．郑州：河南科学技术出版社，1997.

[19] 山西省卫生厅．山西省中医验方秘方汇集（第三辑）［M］．太原：山西人民出版社，1959.

[20] 葛凤麟．葛氏捏筋拍打正骨疗法［M］．北京：北京科学技术出版社，1996.

[21] 程玉来．骨伤要法［M］．北京：中医古籍出版社，1993.

[22] 陈志敏．软组织损伤外治法［M］．北京：金盾出版社，1996.

[23] 李淑婷．颈椎病外治独特新疗法［M］．北京：军事医学科学出版社，1999.

[24] 周运峰．常见伤筋疾病推拿疗法［M］．郑州：中原农民出版社，1997.

[25] 王大军．骨伤科疾病外治法［M］．北京：中国医药科技出版社，1998.

［26］张长江．骨伤科推拿手法［M］．北京：中医古籍出版社，1986.

［27］陈占魁．陈氏祖传正骨手法［M］．哈尔滨：黑龙江人民出版社，1963.

［28］唐宏亮，卢栋明，等．"肩三针"治疗肩周炎临床研究的系统评价［J］．辽宁中医杂志，2015，42（5）：933－936.

［29］元永金，赵耀东等．针灸治疗膝骨性关节炎临床最新研究进展［J］．中医药临床杂志，2016，28（8）：1055－1057.

［30］王明明，蔡圣朝．针灸治疗肩周炎临床研究概况「J］．中医药临床杂志，2016，28（7）：918－921.

［31］伍金素．牵引配合针灸推拿治疗颈椎病（神经根型）300例小结［J］．中医药导报，2007，13（12）：48－49.

［32］任振学．针灸联合刺络放血拔罐法治疗肩周炎的临床疗效［J］．中国医药科学，2016，6（13）：69－71.

［33］邓镇荡，张友芝，孔德成．针灸治疗慢性腰腿疼痛综合征的临床效果［J］．中外医学研究，2015，13（35）：144－145.

［34］贺雪梅．中药内服配合针灸及熏药治疗腰椎间盘突出50例临床观察［J］．内蒙古中医药，2015，12：48－49.

［35］王云菲，印宏琴．针药结合治疗特异性耳闭1例［J］．中医药导报，2016，22（3）：92.

［36］吴春生．活络消痹熏蒸方联合针灸治疗颈肩腰腿痛的疗效观察［J］．临床医药文献杂志，2016，3（3）：470－471.

［37］李成，马新建．电针治疗踝管综合征28例［J］．中医药导报，2016，22（3）：90－91.

［38］许伟明，郭艺红等，针刺结合穴位按摩治疗浸润性突眼疗效观察［J］．中国针灸，2011，31（2）：101－104.

[39] 程立仁，马灿，等．中西医结合治疗脑干出血16例临床分析［J］．安徽中医药大学学报，2016，35（1）：48 - 50.

[40] 钟子琪，王莉莉．针灸治疗耳鸣的临床研究进展［J］．新疆中医药，2016，34（1）：109 - 112.

[41] 刘峰．针灸配合推拿治疗肩周炎42例［J］．江西中医药，2011，42（344）：52 - 53.

[42] 刘玉生．针灸推拿配合中药湿热敷治疗椎动脉型颈椎病的疗效分析［J］．中西医结合心血管病杂志，2015，3（22）：115 - 116.

[43] 孟丹．针灸治疗肱骨外上髁炎的研究进展［J］．临床医药文献杂志，2016，3（11）：2217 - 2218.

[44] 武扬．针灸推拿中药熏洗治疗肘关节骨折术后活动功能受限30例的临床疗效［J］．社区中医药，2016，7：114 - 115.

[45] 李艳．针刺配合中药外敷治疗腕管综合征［J］．湖北中医杂志，2010，32（7）：38.

[46] 宋强，米瑞．"栀姜膏"治疗慢性腱鞘炎［J］．中医药研究，1999，16（6）：31 - 32.

[47] 宋剑君．针药结合治疗踝关节急性损伤76例［J］．四川中医，2001，19（10）：68.

[48] 李奇今，李杰等．手法配合中药热敷治疗损伤后期肢端肿胀［J］．中医外治杂志，2003，12（3）：21.

[49] 凌义龙．儿童弹响指的手法治疗［J］．浙江中医药大学学报，1992，16（6）：18.

[50] 邵青，赵小红，等．小针刀加中药熏洗治疗弹响指20例疗效观察［J］．云南中医中药杂志，2004，25（4）：5.

[51] 郭旭光．自制药贴治疗"弹响指"［J］．健康，2012：30.

跌打损伤验方集成

［52］刘剑平，杨志林，等．针刺对昏迷患者促醒效果的观察
　　　［J］．中国针灸，2010，30（3）：206 - 208.

［53］唐印．针刺放血加中药治疗冻伤 31 例［J］．吉林中医
　　　药，2006，26（5）：50.

［54］李延军等．冬病夏治防冻散熏洗防治冻伤 154 例［J］.
　　　中医外治杂志，1997，（4）：33.

［55］周爱生．藿香正气水临床新用［J］．江西中医药，
　　　1995，26（5）：53.

［56］冯训珍等．山莨菪碱外擦治疗冻伤［J］．护理学杂志，
　　　2001，16（8）：511.

［57］余经万．冻疮、冻伤的药物治疗［J］．医药导报，
　　　1996，15（3）：120.

［58］王秀英．点刺拔罐疗法应用三则［J］．山东中医杂志，
　　　1999，18（6）：264 -265.

［59］许新文．自制烫伤散治疗烧烫伤 21 例［J］．中医外治
　　　杂志，2007，16（6）：41.

［60］伍建华，等．自制烧伤止痛膏治疗早期烧烫伤创面 177
　　　例［J］．中国中医急症，2006，15（5）：532.

［61］林才保．中药外治烧烫伤近况［J］．安徽中医临床杂
　　　志，1999，11（1）：57 -58.

［62］李红艳．中药外敷治疗急性皮肤烧烫伤 34 例［J］．中
　　　医外治杂志，2004，13（1）：53.

［63］喻永强，等．运用中药敷料包扎治疗烧烫伤 105 例［J］.
　　　河南中医，2013，33（10）：1722 -1723.

［64］孙佑波．中药治疗挫伤性前房积血的疗效分析［J］．眼
　　　外伤职业眼病杂志，2001，23（5）：587.

［65］侯典根．中西医结合治疗挫伤性眼内出血 82 例［J］.

中国现代医生，2008，46（6）：88－89.

［66］张建英．针刺加火罐治疗胸胁挫伤96例［J］．河南中医药学刊，2000，15（1）：26－27.

［67］杨爱华，等．中药浸泡治疗伤断指107例［J］．中国医刊，2000，35（2）：60.

［68］徐耀．生半夏治疗刀伤出血［J］．中医杂志，2001，40（3）：137.

［69］陈晓芸．梅花针叩刺治疗刀伤感染5例［J］．中国针灸，1999，（11）：660.

［70］刘浩．龙眼核粉治刀伤出血［J］．四川中医，1988，（5）：47.

［71］张荣媛，等．温针灸治疗感音性耳聋42例［J］．浙江中医杂志，2012，28（1）：50－51.

［72］范新华等．热敏灸疗法治疗突发性耳聋疗效观察［J］．浙江中医杂志，2013，48（1）：52.

［73］房连强，等．麦粒灸结合靳三针治疗感音神经性耳聋41例［J］．浙江中医杂志，2016，51（5）：363－364.

［74］孟宪萍，等．隔药灸对感音神经性耳聋患者血液流变学的影响［J］．世界中西医结合杂志，2011，6（1）：45－47.

［75］唐娅琴等．耳穴贴压治疗突发性耳聋的疗效观察［J］．上海针灸杂志，2009，28（11）：641－642.

［76］魏国威．电针治疗突发性耳聋25例临床观察［J］．国医论坛，2012，27（4）：25.

［77］赵邦维，等．温针灸加推拿配合内服中药治疗膝关节半月板损伤31例［J］．现代中医药，2013，33（5）：123－124.

［78］向伟明，等．火针配合中药热敷治疗膝关节半月板损伤临床研究［J］．针灸临床杂志，2016，29（6）：12－14.

跌打损伤验方集成

［79］方晓琴．按摩配合中药外敷治疗膝关节半月板损伤 20 例［J］．中国民康医学，2010，22（7）：1812.

［80］王健，等．续骨舒筋汤熏洗治疗半月板损伤 68 例小结［J］．中医正骨，1997，9（4）：22.

［81］江悦蓉，等．内服外敷法治疗半月板破裂 105 例［J］．中国中医药现代远程教育，2010，8（11）：85.

［82］王秀珍．刺血治愈半月板损伤［J］．中国针灸，1982，3（8）：19.

［83］张生之，等．半月板急性嵌顿手法复位九例报告［J］．陕西中医学院学报，1987，10（3）：33.

［84］姜卫东，等．电针治疗半月板损伤术后并发症［J］．山东中医杂志，2006，25（4）：257－258.

［85］邵文飞．内服四妙散加减配合功能锻炼治疗膝关节半月板损伤［J］．中医正骨，2015，27（6）：39－41.

［86］晋松，等．半月板损伤的针灸治疗［J］．针灸临床杂志，2005，21（12）：5－7.

［87］续龙，等．针刺配合艾灸治疗膝关节骨性关节炎：随机对照研究［J］．中国针灸，2013，33（10）：871－876.

［88］徐建武，等．手法配合中药外洗治疗膝关节骨性关节炎的临床疗效观察［J］．首都体育学院学报，2005，17（1）：25－28.

［89］王衍全，等．六指六穴点压及膝关节旋转屈伸手法治疗膝骨关节炎的多中心临床实验［J］．中国临床康复，2006，10（35）：1－3.

［90］邓镜明．膝关节隔盐灸治疗膝关节骨关节炎的随机对照研究［D］．广州：南方医科大学，2014.

［91］徐仁权．刺血拔罐合温针灸治疗退行性膝关节炎 42 例［J］．

中国中医药现代远程教育，2016，14（14）：120－122.

[92] 肖智青，等．中药熏洗配合功能锻炼治疗创伤后膝关节功能障碍的疗效观察［J］．中医正骨，2012，24（3）：17－19.

[93] 袁曙光，等．中药骨痛散封包治疗膝关节骨性关节炎临床观察［J］．河北中医，2016，38（6）：856－858.

[94] 陈铁武．中药内外合用治疗膝关节骨性关节炎临床观察［J］．中华中医药学刊，2015，33（12）：3016－3019.

[95] 何军雷，等．清热祛痹汤治疗湿热痹型膝关节骨性关节炎疗效观察［J］．中国实验方剂学杂志，2015，21（24）：165－168.

[96] 汤晓东，等．针刺配合局部刮痧治疗落枕临床疗效观察［J］．吉林中医药，2011，31（11）：1087－1088.

[97] 李凤．走罐配合针刺落枕穴治疗落枕30例［J］．福建医药杂志，2008，30（4）：132－133.

[98] 徐秀琴．针灸推拿刺络放血综合治疗落枕15例疗效观察［J］．世界最新医学信息文摘，2015，15（28）：167－168.

[99] 于晓慧．推拿治疗小儿落枕20例［J］．特色疗法中国民间疗法，2015，23（9）：30.

[100] 张海翠．葛根汤加减治疗落枕38例临床观察［J］．内蒙古中医药，2010：125－126.

[101] 曹淑华，等．腕踝针配合浮针治疗落枕49例疗效观察［J］．新中医，2009，41（4）：92－93.

[102] 孙丽萍．中药药熨结合功能训练治疗慢性腰肌劳损护理观察［J］．山西中医，2016，32（4）：59－60.

[103] 韩福祥，等．祛痛散外敷治疗慢性腰肌劳损81例［J］．中医临床研究，2013，5（18）：28－29.